의식의 비밀

한림SA **15**

SCIENTIFIC AMERICAN™

뇌는 어떻게 마음을 창조하는가?

의식의 비밀

사이언티픽 아메리칸 편집부 엮음
김지선 옮김

The Secrets of Consciousness

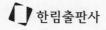한림출판사

들어가며

의식의 비밀을 파헤치다

의식(consciousness)은 수수께끼 같은 동물이다. 의식이란 우리가 세계를 경험하는 방식, 우리의 주관적 경험이 주변의 객관적인 우주와 연결되는 방식으로, 단순한 자각(awareness)과는 다르다. 그리고 '방식'이라는 사소하기 그지없는 단어가 바로 어려운 점이다. 신경학자들은 뇌와 이른바 '마음(mind)'을 가르는 기준이 무엇인지를 알아내고자 노력 중이다. 우리 뇌의 신경 작용과 화학 작용은 어떻게 우리의 마음, 세계에 대한 우리의 경험의 총합, 우리의 생각과 느낌, 그리고 한 개인을 나머지 모두와 구분하는 자아감각을 만들어낼까?

이 책 《의식의 비밀》은 바로 이런 문제들을 들여다본다. 1부를 여는 글은 '의식의 본질'이다. 사이언티픽 아메리칸 자문위원이며 신경학 기반 의식 연구로 유명한 신경과학자 크리스토프 코치(Christof Koch)는 의식이란 도대체 무엇인가를 살펴보는 글들을 보내주었다. 첫 글에서는 뇌 활동을 기록하기 위한 기능적 뇌 영상(functional brain imaging) 같은 기술들을 이용해 무의식적 기제가 어떻게 사고에 영향을 미치는지를 살펴본다. 둘째 글은 벌들의 의식을, 셋째 글은 우리의 지각(perception)이 어떻게 우리 머릿속 '영화'를 만드는지를 살펴본다.

2부, "뇌에서 '마음'까지"는 우리의 의식이 정확히 어떻게 생겨나는지를 다루는 이론들을 탐구한다. 신경 활동이 번역과 해석을 통해 느끼고 기록하고 기억하는 '마음'이 되는 과정을 살펴볼 것이다. 느낌·기록·기억은 그 밖의 다른 모든 것들과 한데 합쳐져 우리 삶을 '우리 것'으로 만드는 요소들이다. 저자 데이비드 J. 챌머즈(David J. Chalmers)의 이른바 '어려운 문제'를 깊이 있게 들여다보려면 의식 그 자체를 물리학의 힘들과 비슷한 근본 요소로 상정하는, 완전히 새로운 이론이 필요하다. 이어 '논쟁 : 의식은 어떻게 발생하는가'에서는 두 명의 선도적인 신경과학자들이 토론을 벌인다. 두 과학자는 의식적 자각(conscious awareness)을 창조하는 데 관여하는 신경세포들과 회로들에 대해 서로 다른 관점을 보여준다.

의식을 측정하고자 할 때, 문제는 완전히 무반응인 사람이 의식을 가지고 있는지를 검사할 수 있는 도구가 존재하지 않는다는 것이다. 3부, '의식을 계량하다'는 우리가 가지고 있는 도구들은 어떤 것들인지, 그리고 그것들이 우리에게 무엇을 알려줄 수 있는지를 이야기한다. '눈은 뜨고, 뇌는 닫고'에서는 혼수상태거나 식물인간 상태여서 반응이 없거나 반사 행동만 보이는 사람들을 대상으로 의식을 측정하는 가슴 아픈 상황들을 다룬다. 한편 '독심술의 기술자들'은 뇌스캔을 이용해 생각을 '읽는' 낯선 분야로 우리를 데려간다.

4부에서는 '현실의 변화된 상태'라는 매혹적인 주제에 초점을 맞춰 마취되었을 때, 최면에 걸렸을 때, 꿈을 꾸거나 몽유 중일 때, 그리고…… 사망했을 때 우리의 의식이 어떻게 변화하는지를 다룬다. 제시 베링(Jesse Bering)의 글인 '끝'에서는 이른바 자의식의 불가피하고 골치 아픈 부산물, 즉 뇌가 죽은 다음에도 마음은 살아 있다는 믿음에 대해 살펴본다.

5부 주제는 향정신성 약물이다. 여기서는 이전에 금지 목록에 올라 있던 환각 물질들이 치료용 약물로 부활의 기회를 얻게 된 흥미로운 이야기들을 다룬다. 1950년대와 1960년대에 금지되었던 LSD와 실로시빈을 비롯한 약물들이, 이제 암환자들과 중독자들 및 정신의학적 질환을 가진 사람들에게 치료제 역할을 할 수 있다는 전망을 등에 업고 임상실험실에서 제2의 생명을 얻고 있다.

마지막으로, 6부에서는 '영성의 수수께끼'를 탐구한다. 데이비드 비엘로 (David Biello)는 영성(spirituality)을 담당하는 구체적인 신경 중추들을 탐색하는 연구들을 다룬 글들을 통해 '뇌 속의 하느님'을 찾고자 한다. 한편 아미시 P. 자(Amishi P. Jha)의 글 '지금 존재하기'는 마음챙김 명상(mindful meditation)이 중독자들부터 외상 후 스트레스 장애에 시달리는 퇴역 군인들에 이르기까지 모든 이에게 도움을 줄 가능성을 다룬다.

이미 누군가가 말한 바 있지만, 뇌는 최후의 변경*이다. 뇌는 어떻게 자각을 생성하고, 더 나아가 그 자각을 경험, 기억, 그리고 지속적인 자아감각으로 통합할까? 글쎄, 우리가 자신을 어떻게 연구하느냐만이 아니라, 그것을 연구하는 과정에서 현실을 어떻게 정의하느냐만 생각해봐도 대대적인 재점검이 필요하지 않을까 싶다.

*인류가 아직 발을 딛지 못한 미지의 영역이라는 뜻.

– 편집자 진 스완슨(Jeanene Swanson)

CONTENTS

1

의식의 본질

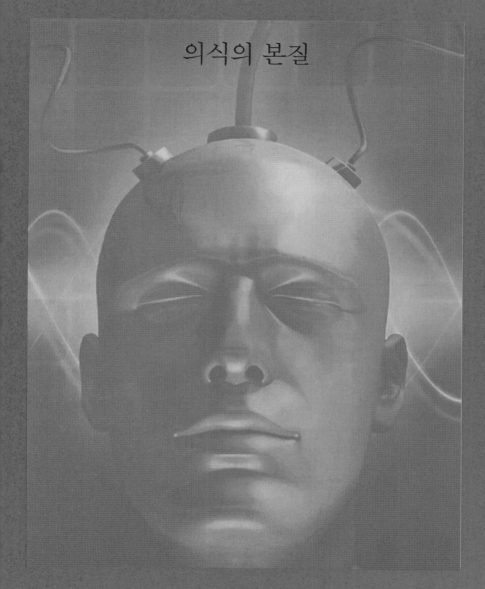

크리스토프 코치

의식이란 무엇인가? 그 뭐라 설명하기 어려운, 주관적인 존재는 도대체 무엇인가? 물질인지 과정인지 에너지인지 영혼인지도 모를, 삶의 소리와 광경으로, 고통이나 기쁨으로, 분노로, 또는 결국 이건 나한테는 너무 어려운 생각이라는, 뒷골 당기는 느낌으로 다가오는 그것은 도대체 뭘까? 의식의 본질에 대한 물음은 고대의 마음-몸 문제의 핵심이다. 주관적 의식은 객관적 우주, 그리고 물질과 에너지와 어떻게 관련을 맺는가?

　의식은 우리가 세계를 경험하는 유일한 방식이다. 그것이 없다면 우리는 꿈도 없는 깊은 잠에 빠진 몽유병자나 다를 바 없으리라. 아무리 세상 속에서 활동하고, 말을 하고, 출산을 해도 아무것도 느끼지 못할 것이다. 느낄 수 있는 것은 아무것도 없다. 나다(nada), 니흐트(nichts), 리엔(rien).* 사실 철학자이자 수학자인 르네 데카르트가 자신이 의식이 있기 때문에 살아 있다고 결론 내린 것은 서구 역사상 가장 유명한 연역적 사고의 예다. 그것은 그가 그저 키메라가** 아님을 입증하는, 난공불락의 유일한 증거였다. 어쩌면 그가 육체를 가졌다는 생각은 그저 착각일 수도 있다. 기억도 몽땅 가짜일지 모른다(영화 〈매트릭스〉에서처럼). 그렇지만 의식이 있다면 그는 반드시 존재해야 한다.

*각각 영어의 nothing에 해당하는 스페인어, 독일어, 프랑스어.
**그리스 신화 속 괴물로, 현실에 존재하지 않는 망상적 존재라는 뜻으로 쓰인다.

12

그 질문은 거기서 멈추지 않는다. 의식은 사람에게만 존재하는가? 태아는 어떤가? 테리 시아보(Terri Schiavo, 2005년에 사망)처럼, 눈을 깜빡이는 것 말고는 거의 아무것도 못하는 지속적인 식물인간 상태에 놓인 신경 환자는 어떤가? 우리가 사랑하는 고양이와 개들이 지각 또는 의식을 가졌다는 데는 많은 사람들이 기꺼이 동의하겠지만, 유인원, 원숭이, 고래, 생쥐, 벌, 그리고 지구상의 모든 생물은 어떤가? 파리도 의식을 가질 수 있을까? 인공 의식 (artificial conscience)은? 여러분의 멋진 아이폰은 지각이 있는가? 그토록 많은 공상과학 소설들과 영화들에서 두루 쓰이는 설정처럼, 기계들이 의식을 가질 수 있을까?

최근까지 이런 질문들은 순전히 사변 철학과* 판타지의 영역에 속했다. 하지만 지난 10년간 뇌 탐사 분야의 과학은 엄청난 진보를 해왔다. 이제는 심리학, 의학, 신경생물학, 그리고 물리적 분야에서 의식에 관한 수많은 이야기들을 할 수 있게 되었다.

*경험 철학에 대하여 사변을 인식의 근거나 방법으로 삼는 철학.

나는 말로는 설명할 수 없는 의식을, 그리고 뇌에서 의식이 생성되는 방식과 이유를 합리적으로 설명하고자 노력하는 과학자다. 하지만 우주는 기묘한 곳이다. 하늘과 땅에는 철학이 꿈도 꾸지 못하는 수많은 것들이 존재한다. 그래서 나는 이 우주의 가장 신비로운 양상 중 한 가지에 관해 겸손해지려고 노력한다. 매일 아침 깨어날 때마다 내가 의식을 갖고 있으며, 보고 만지고 사랑하고 느끼고 기억할 수 있음을 깨닫는다는 것이다. 나는 좀비가 아니다! 현대

과학의 전통 말고도 다른 많은 전통들도 의식에 대한 대답을 제공해왔다. 우리는 그것들을 거부할 것이 아니라 경청해야 한다.

무의식적 영향력

나는 지금 타이완 타이베이에서 열린 의식과학학회(Association for the Scientific Study of Consciousness)의 2008년 연례회의에서 돌아오는 비행기 안에서 이 글을 쓰고 있다. 그것은 의식에 관심이 있는 냉철한 철학자·신경학자·심리학자·신경과학자들의 회의다. 그 행사의 꽃 중 하나는 미국 심리학의 아버지를 기리는 '윌리엄 제임스(William James) 상' 시상식이다. 의식 연구에 기여한 공로자에게 주는 그 상의 2008년 수상자는 캘리포니아공과대학교의 젊은 신경생물학자 나오쓰구 쓰치야(Naotsugu Tsuchiya)였다. 그는 어떤 업적으로 그 상을 받았을까?

2005년 쓰치야는 연속 플래시 억제(continuous flash suppresion)라는 기술을 고안했는데, 이는 어떤 상(像)을 피험자의 의식적인 시각으로부터 감추어 보이지 않게 만드는 방법이다. 그렇지만 우리 뇌의 일부는 여전히 그 상에 접근할 수 있어서, 무언의 방식들로 우리 행동에 영향을 미친다. 그것이 작용하는 방식은 간단하다. 화가 난 남성의 얼굴 사진을 감추고 싶다고 치자. 별도의 컴퓨터 화면에 이를 드러낸 이 남자의 흐릿한 사진을 띄우고 그것을 피험자의 왼쪽 눈에 투사한다. 피험자의 오른쪽 눈은 급속히 변화하는, 각기 다른 색의 직사각형들을 보고 있다. 양 눈을 다 뜨고 있는 피험자의 눈에는 화난 얼굴은 보이지 않고 색칠된 직사각형들이 연속적으로 변화하는 것만 보인다. 지속적으로 깜빡이는 색깔들이 피험자의 주의를 끌어서 정지해 있는 얼굴 사진을 보지 못하게 만드는 것이다. 오른쪽 눈을 감으면 즉시 얼굴 사진이 보이겠지만, 그러지 않는 한 왼쪽 눈이 그것을 아무리 오랫동안 들여다보고 있더라도 피험자는 그 얼굴이 거기 있음을 전혀 눈치채지 못한다. 아예 못 보는 것이다. 도대체 어떻게 그럴 수 있을까?

잠재의식의 활동

기능적 뇌 영상에 따르면 이 화난 얼굴은 여전히 뇌의 일부, 즉 공포에 관여하는 편도체를 활성화한다. 그러니까 적어도 뇌의 일부는 얼굴 사진을 인식하고 있다. 응당 그래야 할 것이, 당신 앞에 있는 화난 남자 얼굴은 어쩌면 심각한 문제의 조짐일 수도 있기 때문이다. 이 뇌 활동은 무의식 상태를 유지하지만 그래도 당신의 행동에 영향을 미치거나 미묘하게 불편한 느낌을 만들어낸다.

이 기술을 이용해 심리학자인 셩허(Sheng He)는 제자인 이지앙(Yi Jiang)과 미네소타대학교의 동료들과 함께 한 가지 흥미로운 발견을 해냈다. 그들은 벌거벗은 사람의 사진과 그것을 알아볼 수 없게 일그러뜨린 사진을 나란히 붙여놓은 것을 피험자들의 한쪽 눈에 투사했다. 그런 다음 연속 플래시 억제를 통해 두 사진을 모두 숨겼다. 돈을 받고 실험에 참가한 피험자들은 깜빡이는 색깔들 말고는 전혀 아무것도 보지 못했다. 심리학자들은 자원자들에게 벌거벗은 사람이 그 사진 왼쪽에 있었는지 오른쪽에 있었는지 짐작해보라고 했다.

그렇지만 그들은 대답하지 못했다. 정답률은 어림짐작과 다를 바 없었다.

그와 지양은 관찰자들이 벌거벗은 사진에는 주의를 기울였지만 일그러진 사진에는 그렇지 않았음을 보여주었다. 그보다 더 흥미로운 점은, 이성애자 남성들은 벌거벗은 여자들의 사진에 주의를 기울였지만 벌거벗은 남자들의 사진들에는 약간 거부감을 느꼈다는 것이다. 이성애자 여성들은 벌거벗은 남자들의 사진에는 이끌렸지만, 벌거벗은 여자들의 사진에는 지속적인 거부감을 나타내지 않았다. 동성애자 남성들은 이성애자 여성들과 매우 비슷한 반응을 보였다. 벌거벗은 남성들의 사진에는 무의식적으로 주의를 기울였지만 여성들의 사진에는 신경을 쓰지 않았다.

이 실험에서 당황스러운 점은 이 모든 것이 의식의 범주 바깥에서 일어났다는 것이다. 피험자들은 실제로는 벌거벗은 사진들을 결코 보지 못했기 때문에, 자기들이 그 사진들에 매력을 느끼는지 거부감을 느끼는지 전혀 알지 못했다. 이 실험이 우려스러운 이유는 마치 무의식적 주의 편향을 바탕으로 (통계적으로) 성적 지향을 추론할 수 있다는 것처럼 들리기 때문이다. 이는 무의식적 마음이 작동하고 있음을 입증한다. 프로이트라면 기뻐해 마지않았으리라.

이 실험이 우리에게 가르쳐주는 사실은 우리 마음에 구석과 틈바구니들이 다수 존재한다는 것이다. 일부, 아마도 작은 부분은 의식적으로 접근 가능하지만, 대부분은 뇌의 방대한 카타콤베에* 숨겨져 들여다볼 수 없다. 그렇지만 그것들은 우리의 행

*초기 그리스도교 시대의 지하 묘소.

동에 강력한 영향을 미쳐, 스스로도 이유를 모르는 채 어떤 행동들을 하도록 만들 수 있다. 연속 플래시 억제와 분명히 눈으로 보고 있는데도 보지 못하도록 마법사들과 심리학자들이 당신의 주의를 분산시키기 위해 고안해낸 그 밖의 기술들은 기능적 뇌 영상과 결합하여 시각적 무의식의 지평을 그리는 섬세한 도구다.

1-2 벌들의 '마음' 탐구하기

크리스토프 코치

우리는 의식이라는 마법 같은 선물을 당연시한다. 잠에서 깨는 순간부터 꿈도 없는 깊은 잠으로 곯아떨어질 때까지 내게는 의식적 느낌의 홍수가 밀어닥친다. 그리고 철학자와 소설가들을 비롯한 지식인들의 주장과는 반대로, 대체로 이런 의식의 흐름은 조용한 자기 반성이나 자기 성찰적 생각들과는 무관하다. 그렇다, 그 대부분은 날것 그대로의 느낌들로 가득하다.

2008년에 한 친구와 함께 캘리포니아 주 말리부의 퍼시픽 서프 위의 해식 절벽을 올랐다. 아슬아슬한 밧줄 끝에 매달려 있노라면 내 내면의 비평가, 마감과 걱정거리와 내 부족함들을 일깨워주는 머릿속 목소리는 침묵 속으로 사라진다. 내 마음은 바깥으로 향해, 정확한 방향 및 바위의 모양과 질감을 의식하고 있다. 내 몸이 마지막 볼트* 위로 얼마나 높이 있는지를 줄곧 의식하면서 손가락과 발가락을 디딜 만한 작디작은 홈들을 찾고 있다. 한순간 나는 발이 디디고 있는 바위가 너무 무른 것을 날카롭게 자각하고 왼손을 위로 뻗어 붙잡을 곳을 찾는다. 다음 순간 나는 공중

> *암벽에 구멍을 파고 박는 도구.
> **등반자의 등반을 지원하고 추락을 방지하는 등반 파트너.

에 붕 뜨고, 오른손에는 피가 맺히고, 오른쪽 갈빗대가 쑤신다. 숨을 고른 후, 불안에 찬 확보자에게** 괜찮다고 외친다. 추락사 위험에서 또 한 번 벗어났다고 생각하니 아드레날린이 솟구쳐, 억누를 수 없는 열정의 함성이 절로 터

져나온다.

　2주 후, 그 의식의 흐름 중 얼마나 많은 부분이 순수한 느낌으로 이루어져 있는지를 말해주는 것은 멍든 갈빗대뿐이다. 오토바이를 타고 교통 흐름을 헤치고 가는 중이든, 산속을 달리고 있든, 빠른 로큰롤 음악에 맞춰 춤을 추고 있든, 흡인력 강한 책을 읽고 있든, 사랑을 나누고 있든, 아니면 친구와 논쟁 중이든, 우리 눈, 귀, 피부와 몸의 감지기들은 우리의 마음이라는 캔버스에 외부(우리 자신의 몸을 포함해서)에 대한 포괄적인 그림을 그린다.

동물 특유의 의식?

나는 이 느낌이 동물들이 그들의 세계를 의식적으로 경험하는 방식과 그리 다르지 않을 거라고 본다. 어쩌면 유인원을 비롯해 커다란 뇌를 가진 일부 특별한 동물들을 제외하면, 대다수 동물종은 인간과는 달리 고도로 발달된 자아감각, 자신을 성찰하는 능력을 가지고 있지 않다. 생물학자들과 동물을 키우는 사람들은 대개 고양이나 개를 비롯한 포유류가 의식을 가졌다는 생각을 어렵잖게 받아들인다. 그러나 생선과 조류를 대상으로 할 때는 그 직관적인 느낌이 그다지 잘 들어맞지 않는다. 오징어, 파리나 지렁이 같은 무척추동물들은 말할 것도 없다. 그들은 삶의 소리와 광경, 고통과 쾌락을 경험할까? 분명히 그들에게는 의식이 있을 리 없다. 그들은 우리와 너무 다르고 너무 낯설게 생겼기 때문이다.

　특히 곤충은 오래전부터 타고난 본능에 따라 행동하는, 단순하고 반사적인 생물들로만 여겨져왔다. 하지만 이제 더는 그렇지 않다. 아피스 멜리페라(Apis mellifera)라는, 양봉꿀벌의 놀라운 능력을 한번 생각해보자.

프랑스 소재 툴루즈대학교의 마르탱 귀르파(Martin Giurfa), 그리고 캔버라 소재 오스트레일리아국립대학교의 만디얌 스리니바산(Mandyam Srinivasan)과 샤오우 장(Shaowu Zhang)은, 설탕물을 보상책으로 자유 비행하는 벌들에게 다양하고 복잡한 학습 과제들을 훈련시켰다. 이들 신경생태학자들은 벌들에게 입구 한 개와 출구 두 개가 뚫린 기다란 실린더를 드나드는 법을 가르쳤다. 벌들은 실린더를 나가 비행을 계속하려면 출구 두 개 중 하나를 골라야 했다(벌 군락에서 수컷들은 수가 아주 적고 한 가지 일밖에 하지 않는데, 그 군락의 여왕벌이 첫 비행을 할 때다).

이런 실린더의 내부에는 벌들이 도달해야 하는 급식 장소가 있어서, 거기까지 가려면 여러 개의 'Y'자형 분기점들로 이루어진 미로를 거쳐야 했다. 일련의 실험에서 과학자들은 보물찾기처럼 색칠된 표지들을 따라가도록 벌들을 훈련시켰다. 그 후로 벌들은 아주 낯선 미로에서도 대략 동일한 전략을 따를 수 있었다. 놀랍게도 벌들은 색을 추상적인 방식으로 이용해, 예를 들어 분기점이 파란색이면 우회전을 하고 녹색이면 좌회전을 했다. 개개의 벌들은 우회전 규칙같이 반드시 최단 경로는 아니지만 항상 목적지에 도달하는 매우 정교한 전략을 개발했다.

지인의 전화번호를 내 아이폰 연락처에 등록할 때처럼, 인간은 상징적 정보를 단기 저장할 때 의식적인 처리 과정을 거친다. 벌들은 과제 관련 정보를

＊장기기억과 대비되는 용어로, 현재의 사안을 계산하거나 이해하는 과정에 사용되는 기억. 단기기억이라고도 한다.

기억할 수 있을까? 작동기억을＊ 평가하는 가장 좋은 방법은 지연표본대응과제(delayed matching-to-sample, 이하 DMTS) 패러다임이다. 피험자에게 사진 한 장을 몇 초간 보여준다. 그 후 5초나 10초 동안 사진을 감춘다. 그러고 나서 사진 두 장을 나란히 놓고 레버를 밀거나 눈동자를 움직이는 방식으로 앞서 본 사진을 고르게 한다. 이 시험은 동물이 그 사진을 기억하는 경우에만 제대로 이루어질 수 있다. 좀 더 복잡한 방식인 지연비표본대응과제(delayed nonmatching-to-sample, 이하 DNMTS)에는 처리 단계가 하나 더 필요하다. 앞서 보여준 사진과 반대되는 사진을 고르는 것이다.

비록 벌들은 레버를 밀 수 없지만, DMTS 검사용으로 조작된 실린더 안에서 왼쪽이나 오른쪽 출구를 찾도록 훈련시키는 것은 가능하다. 벌들은 미로에 들어가기 전에 미로 입구에서 신호 역할을 하는 색칠된 원판을 본다. 그리고 미로 안으로 들어오면 입구의 색깔과 부합하거나(DMTS) 부합하지 않는(DNMTS) 색이 표시된 경로를 찾는다. 벌들은 두 과제를 잘 완수한다. 심지어 한 번도 경험한 적 없는 상황에서도 일반화를 해낸다. 색깔 훈련으로 "감을 잡아서", 예컨대 세로 줄이 그어진 원판이 미로 입구의 왼쪽에 있으면 세로 줄무늬 신호를 따라갈 수 있다. 이런 실험들은 벌들이 자극의 물리적 성질과는 무관한 추상적 연관 관계(DMTS에서는 동일하고 DNMTS에서는 상이한)를 배웠음을 알려준다. 새로운 자극에 대한 일반화는 심지어 냄새에서 색채로도 확장될 수 있다.

곤충의 지능

이런 실험들은 비록 우리에게 벌이 의식을 갖고 있다고 말해주지는 않지만, 현재로서는 그 주장을 거부할 이유가 원칙적으로 없음을 알려준다. 고도로 뛰어난 적응 능력을 갖고 있는 고등동물인 벌은 100만 개에 조금 못 미치는 뉴런을 가지고 있다. 이 뉴런들은 우리가 아직 알지 못하는 방식으로 상호 연결되어 1입방밀리미터도 채 안 되는 뇌 조직 공간 안에 들어차 있다. 벌 뇌의 신경 밀도는 우리 대부분이 지구상 진화의 정점으로 여기는 포유류 대뇌피질에 비해 10배나 더 높다. 인간의 경우 대뇌피질의 광범위한 손실은 식물인간 환자였던 테리 시아보의 경우에서 보듯, 돌이킬 수 없는 의식의 상실로 이어진다. 그렇다고 다른 진화를 거친 생물들이 의식을 가지는 데 대뇌피질이 반드시 필요하다는 뜻은 아니다.

벌들의 사회 조직은 고도로 계층화되어 있으면서도 유연한 조직으로, 학술, 기업 또는 정부 조직에 비길 만큼 효율적인 집단적 의사결정 능력을 갖추고 있다. 군락을 이루는 봄이면 벌들은 많은 요구를 충족시켜야 하는 새로운 벌집을 단 이틀 안에 선택한다(다음번에 여러분이 집을 구하러 갈 때 그 점을 한 번 생각해보라). 그들은 꼬리춤을 이용해 식량원의 위치와 질에 관한 정보를 서로 주고받는다. 벌들은 몇 킬로미터를 날아서 자기 집으로 돌아오는 놀라운 항법 능력을 갖고 있다. 그들의 뇌에는 마치 환경에 관한 지도가 심어져 있는 듯하다. 그리고 벌집 안으로 흘러들어온 냄새는 벌의 귀소 본능을 자극해 이전에 그 냄새를 접한 적이 있는 곳으로 돌아가게 만들 수 있다. 이런 유형의 연상기억은 프랑스 소설가 마르셀 프루스트가 《잃어버린 시간을 찾아서》에서 그려 낸 덕분에 유명해졌다.

이런 능력들을 감안할 때, 거의 모든 사람들이 벌을 비롯한 곤충들이 의식을 가졌을 가능성을 본능적으로 거부하는 이유가 도대체 뭘까? 문제는, 벌들이 우리나 우리의 동류와 너무 달라서 우리의 직관이 잘 들어맞지 않는다는 것이다. 그렇지만 그저 작고 군집 생활을 한다고 해서 그들이 주체적인 상태일 수 없다는 뜻은 아니다. 그들이 황금 넥타르의 향을 맡을 수 없다거나 태양의 따뜻한 햇살을 느끼거나, 심지어 원시적 자아감각을 가질 수 없다는 뜻도 아니다. 나는 신비주의자가 아니다. 모든 사물이 의식을 갖고 있다는 범심론을 주장하고 있지 않다. 그렇다고 벌들이 이성을 갖고 있다거나 만화 속 벌들처럼 운명을 성찰할 줄 안다고 주장하는 것도 아니다.

이 딜레마에서 가장 중요한 것은, 유기적이든 인공적이든 어떤 조직에 의식이 있는지, 그 이유는 무엇인지를 말해주는 확립된 의식 이론, 원칙에 입각한 이론이 존재하지 않는다는 것이다. 그런 이론이 없는 상태에서, 우리는 이런 생물들의 의식 여부에 관해 최소한 불가지론을 유지해야 한다. 그러니 어느 날 아침 벌 한 마리가 달콤한 잼 냄새에 이끌려 여러분의 토스트 위를 맴돈다면, 그냥 살살 쫓아보내자. 그 벌은 우리처럼 순간과 영원 사이에 잠시 머물며 빛 속의 짧은 막간을 경험하고 있는, 의식을 가진 우리의 동료일지도 모른다.

1-3 의식을 찾아서

의식의 본질은 무엇일까? 질문은 쉽지만 답은 그렇지 않다. 의식은 극도로 친숙해 보이고, 심지어 지루해 보이기까지 한다. 사람들은 파티에서 누군가를 '무의식적으로' 무시했다고 사과하거나 '의식을 확장하려' 노력한다고 말하곤 한다. 하지만 그 현상에 대한 진정한 이해는 손에 넣기 어렵다.

뇌의 물리적 시스템은 어떻게 서로 협력하여 마음의 주체적 경험, 우리를 우리로 만드는 그 자기 반성적인 개인적 사고를 창조하는가? 그처럼 주관적인 것을 경험적 과학을 이용해 수량화하기가 매우 어렵다는 점에서, 애리조나 대학교의 철학자 데이비드 J. 챌머즈(David J. Chalmers)는 그것을 "어려운 문제"라고 명명했다.

그 주제는 오랜 세월 동안 철학자들의 몫이었지만, 최근 몇 년 새 신경과학자들이 그 도전을 받아들이면서 상황이 변했다. 예를 들어 샌디에이고 소재 솔크생물학연구소의 프랜시스 크릭(Francis Crick)과 캘리포니아공과대학교의 크리스토프 코치는 의식의 기제를 탐험하기 위한 건전한 접근법은 이른바 신경상관자(neuronal correlates, 의식을 가장 직접적으로 관장하는 뇌의 처리 과정)의 발견에 집중하는 것이라고 주장해왔다. 의식과 가장 관련 깊은 대뇌피질의 신경세포들을 찾아내고, 그들이 어떻게 뇌의 다른 영역의 신경세포들과 연관되는지를 알아낸다면 핵심적인 통찰을 얻을 수 있을지도 모른다.

최근 영상 기술 분야의 발전 덕분에, 다양한 유형의 정신적 활동이 이루어지는 동안 뇌의 어떤 영역이 작용하는지를 관찰하는 것이 가능해졌다. 의식은 신경과학에서 아직 풀리지 않은 가장 커다란 수수께끼지만, 연구자들은 그 과정에 관해 더 많이 알아 나감으로써 적어도 그 단편들을 조금씩 파악해 나가고 있다.

의식의 수많은 층위들

의식을 이해하기 위한 모든 노력의 출발점은 먼저 의식이 다양한 상태들로 구성된다는 사실을 인지하는 것이다. 따라서 철학적 논의에서 자주 그러듯이 바로 그(the) 의식을 말해서는 안 된다. 그 스펙트럼의 한쪽 끝은 이른바 각성 상태다. 그보다 낮은 의식의 상태들로는 졸림, 졸음, 깊은 잠과 혼수상태 등이 있다.

의식의 특징적인 흐름은 두 가지 형태로 이루어진다. 배경 의식과 실제 의식이다. 배경 의식이란 개인의 정체성, 육체에 대한 자각, 신체와 이성에 대한 통제, 그리고 시공간 속 자신의 위치 같은, 장기적인 감각 경험들을 포함한다. 그 밖에 경험의 현실성, 현실과 판타지의 차이를 파악하는 것도 포함된다. 배경 의식은 두 번째 형태, 즉 실제 의식의 기반이다. 견고하며 때로는 급속히 변화하는 실제 의식의 상태들에는 자신의 신체 및 주위 환경에서 일어나는 처리 과정들에 대한 자각, 생각, 상상 및 기억 같은 지적인 활동, 감정, 느낌, 필요(배고픔 같은), 소망, 의도 및 의지의 행동들이 포함된다.

주의(attention)는 의식의 중요한 특징이다. 우리의 주의를 끌지 않는 사건들은, 그것들이 아무리 우리가 인지하고 느끼고 반응하는 방식에 영향을 미치더라도, 우리에게는 존재하지 않는 것이나 다름없다. 주의는, 주의 집중이라는 의미에서 의식의 실제 상태를 예민하게 만든다. 한 가지 사건에 우리가 더 집중할수록, 다른 사건들은 우리 의식 바깥으로 멀어진다.

일상생활에서 우리의 뇌는 우리의 의식에 끝내 가닿지 못하는 엄청난 양의 정보들을 지각하고 처리한다. 신경과학자들은 이런 잠재의식적 데이터를 암묵적 지각(implicit perception)과 암묵적 학습(implicit learning)이라고 말한다. 대다수 전문가들은 그런 무의식적 지각이 정보에 대한 '평면(flat)' 처리를 유발한다고 생각한다. 명백한 물리적 특성과 단순한 법칙들을 이용해 물체, 사건 혹은 연관 관계를 인식하는 것이다. 그러나 세부사항이나 복잡한 내용은 전혀 인식되지 않는다. 그와는 대조적으로 명시적 지각과 명시적 학습에 관련된 복잡한 과제들에 대해서는 의식적으로 이야기할 수 있다.

주의와 실제 의식의 특성들은 뇌가 그것이 중요하고 새롭다고 판단하는 사건들이나 문제들에 맞닥뜨렸을 때 나타난다. 다양한 유형의 기억을 이용해 뇌는 지각들을 중요한지(또는 안 중요한지)와 알고 있는지(또는 모르고 있는지)를 기준으로 분류한다. 만약 무언가가 중요하지 않은 것으로 분류되면 그것은 의식에 전혀 들어오지 못하거나 모호한 방식으로만 들어올 것이다. '중요하지만 알고 있는' 정보는 이미 이전에 그것을 다루었던 과정을 활성화한다. 따라서 뇌는 최소한의 의식 수준을 요구하는 일상적 작용들을 수행할 수 있다. 어떤 사건이나 과제가 중요하고 새로울 경우, 예컨대 복잡한 문제를 풀어야 하거나 새로운 운전 기술을 배워야 할 때 같은 경우에 한해, 의식과 주의 시스템은 완전히 활성화된다. 이 경우 의식은 잠재의식적 과정이 처리하기에는 지나치게 복잡한 정보를 처리하기 위한 특수한 방법이다.

많은 과제, 특히 연습을 요하는 것들은 우선 의식적으로 지각되어야 한다. 자동차 운전, 자전거 타기, 피아노 연주 같은 기술들을 배우려면 집중을 해야 한다. 연습량이 증가할수록 집중도와 각성도는 낮아질 수 있다. 그 후에는 더 작은 세부사항들에 신경을 쓰는 것이 도리어 그 행위의 원활한 진행을 저해할 수도 있다.

의식의 이정표

지난 몇 년 사이, 신경과학자들은 의식에 관여하는 뇌의 영역들을 발견해왔고, 이런 영역들이 인식의 고유한 형태에 어떤 영향을 미치는지에 관한 이론을 정립해왔다. 그런 탐구에서 역사적으로 중요한 도구는 뇌의 특정 영역들이 손상된 환자들을 대상으로 한 연구다. 그러나 결과를 관찰하는 것만으로는 의식의 토대인 신경 기제에 관해 많은 것을 밝혀낼 수 없다. 그런 정보를 밝혀내려면 개별적 세포들이나 심지어 그들의 시냅스(뉴런과 뉴런의 접속 부위) 수준에서부터 수백만 또는 수십억 개의 신경세포들을 아우르는 피질 연결망까지 걸친 신경 활동을 기록할 수 있는 방법이 필요하다. 특수한 영상 절차들이 그 실마리를 제공하는 데 도움을 준다. 뇌자도검사(magnetic encephalogram, 이하 MEG),* 양전자방출단층촬영(positron emission tomography 이하 PET),** 그리고 기능적 자기공명영상(fMRI)이다. 뇌전도(electroencephalogram, 이하 EEG)는 전기적 뇌파를 기록한다.

*자기장을 측정해 뇌의 전류를 영상화하는 기술.
**양전자 방출을 이용하는 핵의학 검사 방법 중 하나.

　이런 기술들을 이용하여, 연구자들은 개인들이 의식적으로 지각할 수 있는 정보는 대뇌피질의 관련 영역들에서 처리되는 것들뿐이라는 것을 알게 되었다. 의식은 피질 바깥의 기초적 처리 활동에 접근할 수 없다. 따라서 의식의 많은 상태들은 지극히 복잡하지만 철저히 무의식적으로 처리되는 활동의 최종 산물들만을 담는다. 심지어 의도와 행위가 자유롭다는 우리의 느낌(자유의지를 가졌다는 주관적 느낌)조차 무의식적으로 작용하는 중추들에 의해 만들어진다. 우리가 행동으로 나설 때, 의식은 어쩌면 결정적인 역할이 아니라 '자문' 역할에 그치는지도 모른다.

　그렇다면 우리가 어떤 의식 상태를 경험할 때 관련 영역에서는 무슨 일이 일어날까? 다양한 의식 단계들은 몇 분의 1초 동안 일어나는 피질 신경망들의 '재배선(rewiring)'을 기준으로 나뉘는 듯하다. 이 신경망들은 밀접하게 서로 연관된 수백만 개의 신경세포들로 구성된다. 시냅스들은 짧은 시간 서로 간의 접속을 강화하거나 약화할 수 있는데, 이는 어떤 정보가 국지적으로 처리되는 방식을 변화시킨다. 이런 식으로 신경망의 특정 부분들의 신경세포들은 일시적으로 동일한 흥분 상태에 있다. 예를 들어 뇌가 많은 물체들 가운데 있는 한 물체를 인식하려 하거나 어떤 문장의 의미를 파악하려 할 때, 한 무리의 신경세포들이 일시적으로 단일한 의미 단위를 형성한다. 시상(視像, 중요한 중계소)과 피질(여러 부분으로 나뉘고 폭넓게 작용하는) 연결들의 조합은 동기화된 활동이 출현하는 데 중요한 역할을 하는 듯하다.

1초 간격으로 사고하기

의식에 관여하는 뇌 영역들에 존재하는 화학물질들은 피질 신경세포들 간 시냅스 강도의 급속한 변화를 중재하거나 거기에 영향을 미친다. 이른바 그물체 (reticular formation)와 변연중추들은 이런 화학물질들의 분비에 중요한 통제력을 행사한다. 신경세포들 간의 신호 전달 임무를 맡고 있는 물질(글루탐산염이나 감마 아미노낙산 같은 '급속' 신경전달물질)들은 수백만 분의 1초 단위로 작용한다. 그러나 그것들이 한 세포 내에서나 시냅스에서 신경조절 과정과 화학 작용을 일으키는 데는 훨씬 많은 시간, 대략 1초나 그 이상이 걸릴 수도 있다. 어쩌면 이 때문에 의식의 그 특유한 1초 간격이 발생하는지도 모른다. 그 1초는 지각, 상상, 사고, 그리고 기억이 인출되는 시간이다.

신경조절 과정에는 꽤 많은 양의 산소와 포도당이 필요하다. 그에 따라 몇 초 내에 몸 한 부분의 혈류 증가를 통한 보급이 이루어진다. 그 과정이 작동하는 방식은 다음과 같이 설명할 수 있다. 어떤 복잡한 상황에서 한 물체를 신속히 식별해야 한다고 생각해보자. 우선 집중해야 하기 때문에 측두엽과 후두엽에 그에 상응하는 효과가 나타난다. 기존 신경망에서 시냅스 접속의 강도가 높아지거나, 해법이 발견될 때까지 새로운 신경망이 형성된다. 과제를 몇 차례 반복하고 나면 이 피질의 연결은 더욱 강력해져, 정신적 노력을 덜 들이고도 완성이 가능해진다. 뇌를 PET나 fMRI로 촬영하면 피질 활동이 거의 측정하기 힘들 정도로 적게 일어나는 것을 확인할 수 있다. 그와 유사하게 어떤 고도의 운동 기술을 습득하기 위해 충분한 노력을 들이고 나면 '잠을 자면서도' 그 움직임을 완수할 수 있고, 심지어 동시에 다른 생각을 할 수도 있다. 그 행동에 관여한 신경망은 크기가 줄어들고 운동 피질로, 그리고 소뇌와 기저핵 같은 (무의식적으로 작용하는) 더 깊은 운동 중추들로 전환된다.

뇌는 계속해서 과정들을 자동화함으로써 의식으로부터 그것을 몰아내려고 한다. 이런 식으로 그 작용은 더 빨리, 더 효과적으로, 그리고 더 낮은 대사 수준으로 이루어질 것이다. 그에 비하면 의식은 느리고, 착오와 '비용'을 요한다.

뇌의 연합

의식은 왜 연합피질에서* 일어나는 그런 과정들만을 나타낼까? 얼핏 보면 명확한 이유는 전혀 없다. 그러한 뇌의 영역은 나머지 피질들과 그리 많이 달라 보이지 않는다. 연합피질 역시 마찬가지로 비교적 동질의 세포들로 구성된, 여섯 개의 층상 구조로 이루어져 있다. 그 입력과 출력 지점은 나머지 피질과 마찬가지로 각 층위를 따라 조직되어 있다. 그렇지만 답은 그것들의 관계 자체, 그리고 엄청난 수에 있을지도 모른다.

*피질 영역 중에서 운동 영역이나 감각 영역을 제외한 부분. 지능, 추론, 계획, 언어, 결정 능력 등 고등동물로서 인간의 정신적 기능의 대부분을 담당한다.

피질의 1·2차 감각 영역들은 감각기관에서 들어오는 정보를 낮은 수준에서 일차로 처리한다. 연합 영역들은 그다음에 활성화된다. 예를 들어 정보는 눈에서 시상을 거쳐 먼저 1차와 2차 시각피질로 보내진 후 두정엽과 측두엽의 다양한 시각 관련 영역들로 향한다. 그렇지만 거꾸로 1차와 2차 영역들로 돌아가는 역방향 관계들도 많이 있다. 연합 영역들의 신경세포는 감각 영역 세포들에 비해 훨씬 복잡한 방식으로 자극에 반응하며, 고도로 통합된 방식으로 작용한다. 두정엽, 후두엽 그리고 측두엽의 이행 영역에 존재하는 특수한 신경세포들은 시각과 청각, 시각과 촉각, 또는 시각·청각·촉각 자극들에 반응한다.

연합피질은 다른 피질들에 비해 해마체(인지 기억을 조직한다)나 변연계(특히 감정 기억을 조직하며 아마도 중심인 듯한 편도체)와 전반적으로 더 밀접한 관련이 있다. 이런 피질 영역들은 의식의 다양한 상태를 발생시키는 데 매우 중요한 것으로 보인다.

의식의 발달은 대체로 다른 세포들과 연결된 피질의 수많은 신경세포들에 달려 있는 듯하다. 피질 내의 수많은 연결부의 수는 피질의 출입 지점들의 수를 훨씬 넘어선다. 이는 피질이 감각기관이나 운동기관들보다는 자신과 더 많이 소통한다는 뜻이다.

동기화된 발화

신경과학자들은 이렇게 각 의식 상태에서 어떤 기능들이 가능하며, 이런 상태의 발달을 위해서는 뇌에 어떤 물리적·화학적·해부학적·생리학적 조건들이 필요한가를 개략적으로 그려낼 수 있다. 그렇지만 핵심 질문은 여전히 남아 있다. 의식은 어떻게 발생하는가? 많은 이론들이 제시되어 왔지만 아직은 아무런 합의도 이루어지지 않았다. 시상과 피질 사이의 상호작용이 핵심이라는 생각이 큰 지지를 얻고 있긴 하지만 말이다.

한 가지 그럴싸한 설명은 수십억 개의 피질 신경세포들과 수조 개의 시냅스들 사이의 동기화에서 찾는다. 그것은 모두 그물체, 시상, 해마체와 변연계로부터 지속적인 영향을 받는다. 연합피질 내부에서 일어나는 재배선의 빈도가 천문학적으로 높다는 사실은 이 생각에 무게를 실어준다. 뇌의 신경망들에 존재하는 연결고리들의 성질에 관해 더 많이 알게 되면 개인적 경험 같은, 새로 발생하는 특성들에 관한 통찰을 내놓을 수도 있을 것이다.

아직까지는 결정적인 설명이 제시되지 않았지만, 앞으로 영원히 그렇지는 않을 것이다. 의식은 다소 독특한 특성을 가지고 있지만, 적어도 그것을 둘러싼 수수께끼들 중 일부는 결국 끈질긴 과학적 탐사 앞에 무릎을 꿇게 될 것이다.

1-4 나, 나 자신, 그리고 나

우베 헤르빅

K부인은 진정한 자신이 누군지 모르겠다. 자신의 가족과 경력, 전 생애가 무의미해 보인다. 불안감에 빠져든다. 이따금씩 아무 이유도 없이 아이들에게 소리를 지르고는 죄책감을 느낀다. 은밀히 자살을 꿈꾸기도 한다. 그와는 대조적으로, M씨는 자기가 특별한 재능을 가졌다고 믿는다. 세계를 구원할 거창한 계획을 짜느라 긴긴 밤을 보내고 여러 출판사에 자신의 원고를 보낸다. 빚더미에 올라앉은 처지에 값비싼 스포츠카를 사고 성공을 기대한다. 그의 자부심은 최고조에 달한다. 이 두 환자는 각기 다른 정신적 질병에 시달리고 있다. K부인은 우울증, M씨는 조증이다. 그렇지만 둘 다 자신에 대한 고도로 왜곡된 시각을 가지고 있다.

기원전 5세기의 현자 헤라클레이토스의 격언, "너 자신을 알라"는 쉬운 말이 아니다. 현실적 자아상은 건강한 마음의 표상이다. 고대 그리스 철학자들은 정신이 행동을 결정한다고 생각했다. 그 이후 잘못된 자아상을 가진 사람들이 극도의 불안감, 방어적 태도, 자기불신과 나르시시즘을 나타내는 경향이 있음이 수많은 연구 결과 밝혀졌다. 우리가 생각하는 자신과 현실이 합치되지 않는다면 성공적 인간관계와 직업, 그리고 행복을 손에 넣기 어렵다.

자아상은 어찌하여 현실과 멀어지는 것일까? 신경과학자들은 오래전부터 뇌 속의 자아의 기원을 찾아내려 애써왔다. 뇌 영상 기술의 발전 덕택에 최근 몇 년간 진보가 이루어지긴 했지만 '나'는 아직 콕 집어내기 어려운 상태다. 그 이유의 하나는 그것이 분산 배치된 두뇌 구조의 산물이기 때문이다. 좀 더 난처한 것은 '나'는 움직이는 과녁이라는 것이다. 양육에서 삶의 중요한 사건들까지, 많은 요인들이 지속적으로 자아를 만든다. 이 변화하는 자아감각은 우리가 자신의 삶을 이해하기 위해 구축하는 서사들에서만 나오지 않는다. 생물학적 요인도 한몫 한다. 경험을 통해 새로운 뇌세포들과 신경 경로들이 만들어진다.

그렇지만 이 모든 배선 및 재배선에도 불구하고 마음은 보통 하나의 지속적인 자아상을 유지한다. 주관적으로 우리는 '나'를 불변의 틀로, 우리의 사고, 감정 그리고 경험을 정렬시키는 지속적인 기준점으로 인지한다. 게다가 '나'에는 내부와 외부 사건들을 뚜렷이 구분하는 명확한 경계가 존재한다. 우리는 사고, 느낌, 그리고 기억을 우리 자신의 것으로 간주한다. 그것들은 우리의 것이다. 심지어 타인들에게 공감할 때도, 우리는 자신의 정신 상태를 타인의 정신 상태와 아주 잘 구분한다. 건강한 뇌는 이 흔들리지 않는, 명확히 규정된 자아를 어떻게 유지할까? 그리고 그 목적은 무엇일까? 왜 우리는 그저 살아 있는, 단순한 오토마톤(자동기계)이 아닐까? 우리는 왜 우리 자신이나 우리가 주위 환경과 관계 맺는 방식을 인식해야만 할까? 어쩌면 그것은 인간의 의미에 관한 중요한 질문 중 하나일지도 모른다.

자기 인식의 층들

우리는 태어나면서부터 자아감각을 확립해 나간다. 3~5개월 무렵부터 아기들은 스스로 움직임을 통제하기 시작하고, 18개월 무렵부터는 거울 속에 비친 자신을 인식하며, 생후 2년쯤 되면 '나'와 '내 것' 같은 개념들을 이해한다. 그리고 생후 3년쯤이면 자신의 감정을 묘사할 준비가 된다. 초등학교 입학 연령이 되면 친구를 만들고 비교하기 시작하며, 그로 인해 그들의 자아상에 대한 정보를 더 많이 얻는다. 청소년과 성년 초반에는 미묘한 사회적 기술을 점차 연습하면서 개인의 정체성을 지속적으로 확장해 나간다.

신경세포 간 연결은 이런 발달 단계와 발을 맞추어 형성된다. 신생아 뇌의 시냅스 연결은 수조 개에 달하는 이후의 시냅스 연결과 비교하면 거의 보이지 않는다. 그러나 만 6세쯤 되면 아이 뇌의 시냅스 연결은 이미 폭발적 성장을 경험한 후다. 시간이 지나면서 경험들은 이런 연결을 굳히거나 쳐낸다. 사용되지 않는 연결들은 사라지고, 중요하거나 빈도 높은 경험들은 다른 경로들을 강화한다. 이 미세한 조정을 통해 우리는 갈수록 자기 자신을 더 잘 알게 된다. 우리의 기본적인 생물학적 욕구부터 깊이 뿌리내린 욕망과 꿈에 이르기까지.

이런 자아감각은 여러 부분들로 이루어진다. 우선 자신의 얼굴과 신체를 인지하고, 각 신체 부위가 어떤 순간에 무엇을 하고 있는지를 아는 능력이 있다. 또한 소유 의식이 있다. 내 몸을 내 소유물로 인지하는 것이다. 행위주체감(sense of agency)은, 자신의 움직임과 행위들이 내 것이라고 느끼는 것이다.

그리고 가장 높은 수준으로 자신의 감정에 대한 인식과, 삶의 각 경험들을 안정적인 자아상으로 연결시키는 능력이 있다.

뇌기능에 문제가 생기면 이런 과정들이 혼란에 빠질 수 있다. 우울증과 조증이 안정적 자아상을 어떻게 일그러뜨리는지는 앞서 보았지만, 자아의 다른 양상들 역시 그런 위험에 처할 수 있다. 예를 들어, 거울에 비친 자신의 모습을 알아보지 못하는 것을 제외하면 거의 모든 기능이 정상인 사람들이 있다. 그런가 하면 어떤 사람들은 자신의 신체 움직임을 추적하는 데 어려움을 겪고, 또 어떤 사람들은 심지어 자신의 팔다리와 단절되기도 한다.

1990년대 중반, 당시 아이오와대학교의 신경학자였던 안토니오 R. 다마지오(Antonio R. Damasio)는 자아의 층위를 세 부분으로 나누었다. 최하층, 다마지오에 따르면 '원자아(protoself)'는 신체의 단순한 신경적 표상에 해당한다. 이 원자아는 신진대사, 체온, 그리고 활동일 주기* 같은 신체의 기본 기능을 관장한다. 우리는 문제가 생겨 '핵심자아(중간층)'의 주의가 그리로 쏠리기 전까지는 이 원자아를 의식하지 않는다, 핵심자아

*식물, 동물, 균류, 심지어 박테리아까지 포함하는 지구상의 생명체들에서 생화학적·생리학적·행동학적 흐름이 거의 24시간 주기로 나타나는 현상.

는 우리가 있는 장소와 시간에 대한 즉각적 인지를 형성한다. 이 층위의 인식에서, 신체가 보내는 신호들은 허기, 슬픔이나 추위 같은 비언어적 자극들을 발생시킨다. 다마지오의 최상층인 '자전적 자아'는 이전 경험들과 현재의 목표를 참조해 자극을 합리적으로 판단하고, 목표를 향해 우리의 행동을 이끌어간다.

이런 세 층위의 자아는 갈수록 정교해지는 뇌 속의 처리 영역들로부터 나온다. 원자아는 척수 근처 뇌 아랫부분에 자리한 뇌간 및 시상하부와 연결된다. 핵심자아는 내장 활동의 중계 역할을 하는 간뇌 영역과 주로 감정 처리를 담당하는 편도체를 이용한다. 또한 감정과 관련된 대상엽과 섬엽, 그리고 내적 총감독 역할을 맡아 행동계획을 짜고 명령을 내리는, 뇌 중앙과 뒤쪽에 있는 전전두피질을 활성화시킨다. 한편 자전적 자아는 인간만이 갖고 있는 언어 능력에 의존한다. 따라서 전전두피질의 일부뿐만 아니라 해마체와 브로카(Broca) 영역의 발화 및 기억 중추들을 이용한다. 자아와 관련된 이런 영역들 중 다수는 뇌의 중앙선, 두 반구가 만나는 부분에서 볼 수 있다.

간지럼의 수수께끼

실험실에서 자아를 탐구할 때, 과학자들은 흔히 다마지오의 삼분법 대신 이분법 모델을 이용한다. '나'를 육체적 부분과 인지적 부분으로 나누는 것은 실용적 목적에 합당하다. 육체적 자아는 우리가 피부, 관절, 복강의 감각 되먹임을 통해 자신의 신체를 느끼는 곳이다. 이 자극은 내부감각(interoception), 즉 고통, 온도, 가려움과 배고픔을 포함한 내적 느낌들에 대한 인식을 형성한다. 한편 인지적 자아는 우리가 세계 속에서 우리 자신을 인식하는 준거점이다.

내부감각의 자각은 대뇌 깊숙이 자리잡은 뇌 구조인 전측뇌섬엽(anterior insula)에 크게 의존하는 듯하다. 2004년, 휴고 D. 크리츨리(Hugo D. Critchley)와 유니버시티칼리지런던의 동료 연구진은 피험자들을 MRI 기계에 눕히고 스스로 자신의 심박률을 측정하게 하는 실험을 했다. 피험자들은 헤드셋을 통해 자신의 심박 소리를 실시간이나 0.5초 늦춰진 시간으로 들은 후 어느 쪽이 자신의 실제 맥박인지를 알아내야 했다.

그 결과 전측뇌섬엽의 활동이 활발한 사람들이 정답률이 더 높은 것으로 나타났다. 다른 말로 하면, 자신의 심장 박동에 더 잘 조율된 피험자들이 섬을 더 많이 이용한다는 것이다. 게다가 신체적 느낌에 특히 민감했던, 예를 들어 입이 마른 것이나 복부 압박감을 더 예민하게 알아차린 사람들은 일반인에 비해 섬의 회백질이 더 많은 경향을 보였다. 공황과 불안장애의 경우, 내부감각의 자각이 더 높아진다는 것을 짐작케 하는 다른 연구 결과가 있었다. 그런 상황에서 행동장애는 잘못된 자기 이해와 유관할지도 모른다.

그와는 대조적으로 인지적 자아는 눈 뒤쪽, 각 반구의 안쪽 표면에 위치한 전전두피질에 존재하는 듯하다. 현재 매사추세츠공과대학교 박사후 연구원으로 있는 조지프 모런(Joseph Moran)과 그의 동료들은 2006년 건강한 피험자들에게 형용사들을 제시하고, 그 단어들이 그들 자신과, 또는 그들이 아는 사람들과 얼마나 잘 어울리는가를 판단하게 했다. fMRI 뇌 스캔 결과, 피험자들이 그 형용사들을 자신과 연관지었을 경우에만 안쪽 전전두피질의 활동성이 증가했다. 흥미롭게도 이러한 증가는 형용사가 긍정적인 속성을 지녔는지, 부정적인 속성을 지녔는지와는 무관했다.

아울러 뇌에는 스스로 생성한 자극과 외부의 자극을 구분하는 특수한 회로가 있다. 이는 우리가 자기 몸을 간지럼 태울 수 없는 이유를 적어도 일부 설명해준다. 어떤 뇌 영역이 정상적인 자아/비자아 구분을 담당하는지를 알아내기 위해, 독일 본대학교의 크누트 슈넬(Knut Schnell)과 동료들은 남성 피험자 15명에게 간단한 경주 비디오게임을 시켰다. 컴퓨터는 주기적으로 운전 기능을 대신했는데, 남자들은 게임을 하는 동안 자동차를 운전하는 것이 자신인지 아니면 컴퓨터인지를 파악해야 했다.

fMRI 스캔 결과, 피험자들이 자신의 활동을 관찰할 때 전전두피질 영역과 열성두정엽의 신경망이 활성화되었음이 드러났다. 뇌의 명령 중추를 맡고 있는 전전두피질은 우리의 활동을 계획하고, 필요한 신체 부분들에 지침을 보낸다. 동시에 그 지침들의 복제본을 두정엽 영역에도 보내는데, 두정엽은 우리의 움직임을 감시하고 그에 조응하는 느낌들을 예상한다. 뇌는 우리의 경험이 두정엽의 예상과 부합하지 않는, 말하자면 우리가 운전대를 오른쪽으로 틀었는데 차가 왼쪽으로 방향을 바꾸는 것 같은 사건에 각별히 관심을 기울인다. 이런 식으로 우리는 스스로 생성한 자극을 걸러내고 우리가 예상하지 않은 느낌, 외부의 자극을 더 시급하게 지각한다.

독일 마르부르크대학교 정신의학클리닉의 틸로 키르허(Tilo Kircher)와, 조지아 주 로렌스빌 소재 조지아귀네트칼리지(Georgia Gwinnett College)의 스티븐 M. 플라텍(Steven M. Platek)의 연구들에 따르면 관련된 뇌 구조는 자기준거적 사고를 담당한다. 전운동, 섬, 그리고 체감각피질과 마찬가지로, 대상피질의 활동은 피실험자들이 자신의 사진들을 보았을 때 증가했다. 하지만 타인의 사진을 보았을 때(아는 사람들과 모르는 사람들을 포함해) MRI 스캐너

상에서 이런 뇌 영역들은 불이 들어오지 않았거나 희미하게만 들어왔다. 게다가 대상과 섬 영역들은 심지어 그저 자신의 얼굴을 보게 될 거라고 예상만 해도 불이 들어왔다고, 취리히대학교 정신병원의 아네트 B. 브륄(Annette B. Brühl)은 2008년 베를린의 독일 정신의학 및 정신치료협회의 연례회의에서 보고했다.

감정 연결

뇌에 우리 자신을 표상하기 위한, 즉 우리가 어디 있고, 무엇을 하고 있으며, 누구이고, 어떤 기분을 느끼는지를 표상하기 위한 기제가 존재하는 이유는 뭘까? 간단한 대답은 인간만이 아니라 많은 생물들이 기본적 수준의 자기인식을 가지고 있다는 것이다. 그것은 생존에 필요하다. 자신이 누구인지, 세계가 무엇인지 알지 못하는 동물은 실제로 무력하다. 그런 동물은 자극에 반응하거나 자신의 움직임을 조직화할 수 없다. 먹을 것을 찾고 위험을 피하게 해주는, 핵심적인 인과관계 추론("x가 일어나면 나는 y를 느낀다")을 할 수 없다.

그렇지만 인간과 마찬가지로 복잡한 사회 공간에 살고 있는 동물들에게 자전적 자아는 또 다른 이점을 제공한다. 감정 조절이다. 우리는 짖어대는 이웃집 개부터 예상치 못한 타인의 포옹까지, 감정적으로 중요한 자극들의 바다 속에서 살고 있다. 따라서 거기에 적절히 반응할 수 있느냐는 우리의 정신적·육체적 건강에 매우 중요하다. 무릎반사적 감정을 억누르고 합리적인 시각으로 대응하는 것 역시 그와 관련이 있다. 일단 우리가 불끈하는 감정을 인식의 영역으로 데려오면 심장 박동 상승, 혈압 증가, 식은땀이나 오한 같은 스트레스의 생리적 결과들을 완화할 수 있다.

2007년, 나는 동료들과 함께 컬럼비아대학교의 케빈 N. 오슈너(Kevin N. Ochsner)와 스탠퍼드대학교의 제임스 J. 그로스(James J. Gross)의 이전 연구를 바탕으로 '인지 재평가(cognitive reappraisal)'라고 알려진, 자기인식에 의존하는 기술의 신경적 토대를 탐구했다. 사람들은 이 방법을 이용해 상황을 반추하고 긍정적 방식으로 그 틀을 다시 짜는 방법을 배운다.

스위스 취리히대학교, 취리히대학교 정신병원, 그리고 독일 울름대학교에 적을 둔 우리 연구팀은 연구를 두 파트로 나누어 실시했다. 첫 파트에서는 18명의 건강한 피험자들에게, 그들이 MRI 스캐너에 누워 있는 동안 불쾌한 사진이나 감정적으로 모호한(행복할 수도 있고 아닐 수도 있는) 사진을 보게 될 거라고 예고했다. 사진을 보기를 기다리고 있는 피험자들에게, 우리는 어떤 사진을 보든 그들은 완벽하게 안전하다는 사실을 스스로에게 확신시키도록 요청했다.

두 번째 파트에서는 다른 16명의 피험자들에게 이런 사진들을 예상하라고만 하고, 어떤 식으로든 미리 마음을 다잡으라고 지시하지는 않았다. 인지 재평가를 이용해 평정심을 유지한 첫 번째 집단의 경우, 전전두피질은 더 높은 활동성을 보이고 편도체는 더 낮은 활동성을 나타냈다. 그들의 뇌가 의사결정력을 이용해 감정적 반응을 누그러뜨린 것이 분명했다. 그 전략은 사람들이 무엇을 보게 될지 모르는 상황에서도 효과가 있었다.

마음챙김(mindfulness), 즉 순간에 대한 의도적이고 세심하며 비판단적인 알아차림을 증진시키는 명상 기술은 그와 동일한 회로를 준비시키는 듯하다. 최근의 한 연구에서 우리는 피험자들에게 그들의 현재 감정을 인식하거나 자신에 관한 생각을 하도록 요청했다. 한 개인의 감정적 상태에 순수하게 주의집중하는 것은 편도체의 활동성을 낮추어 평온을 초래하는 효과를 낳았다.

뇌 영상 기술이 계속 발전하고 있으니 언젠가는 뇌스캔 장비들을 이용해 명상 중인 사람들에게 실시간 되먹임을 제공하는 것도 가능해질 법하다. 그러면 뇌에 직접 마음챙김 수련을 시키는 것도 가능할 것이다. 그리고 머지않은 장래에 과학자들은 이런 종류의 되먹임이 감정적 자기조절을 터득하는 데 도움이 되는지를 연구할 수 있게 될 것이다. 그러면 K씨나 M씨 같은 사람들에게 큰 도움이 될 것이다. 연구자들은 우리의 자아상이 뇌의 산물이라고 단언한다. 우리는 자기반성 능력을 연마함으로써 현실과 부합하는 자아상을 유지하도록 적극적으로 노력할 수 있다.

1-5 머릿속의 영화

크리스토프 코치

뇌는 놀랍도록 역동적인 기관이다. 회백질 구석구석에 들어찬 수백만 개의 뉴런들은 끝없는 신호들의 흐름을 전송한다. 많은 뉴런들이 어떤 눈에 띄는 방아쇠 없이 그저 즉흥적으로 발화하는 듯하다. 뇌전도와 미세전극기록(microelectrode recordings) 같은 기술 덕분에, 뇌 연구자들은 우리 머릿속의 대위법 콘서트를 청취할 수 있다. 모든 정신적 활동에는 끊임없이 커지고 작아지는 배경 처리 소음들이 따라붙는다. 이 소음에 어떤 원칙이 존재하는지는 아직 알 수 없다. 그럼에도 누구나 알듯이, 그 카오스는 우리 자신의 고유하고 지속적인 의식의 흐름을 창조한다.

그러나 장시간 한 대상에만 주의를 집중하기란 무척 어려운 일이다. 우리의 인식은 한 자극에서 다른 자극으로 끊임없이 건너뛴다. 이 문장을 다 쓰자마자, 내 눈은 컴퓨터 화면에서 창밖의 나무들로 옮겨간다. 멀리서 개 짖는 소리가 들린다. 이어 기사의 마감 시간이 떠오른다. 더는 미룰 수 없다. 나는 마음을 굳게 먹고 다음 문장을 쓰도록 스스로를 압박한다.

이러한 인상의 흐름은 어떻게 해서 생겨날까? 우리의 지각은 정말로 보이는 것처럼 지속적일까, 아니면 영화 프레임과 비슷한 별개의 시간 꾸러미들로 나뉠까? 이런 질문들은 심리학자들과 신경과학자들의 가장 흥미로운 연구 주제에 속한다. 그 답들은 단순히 우리의 호기심만 충족시키는 것이 아니다. 그것은 현실에 대한 우리의 경험이 정확한지 아니면 허구인지, 그리고 내 허구가 여러분의 것과 다른지 어떤지를 말해줄 것이다.

당신은 그 동물을 보았습니까?

우리가 지각하거나 생각하거나 느끼는 것 중 마른하늘에서 갑자기 우리 내면의 눈앞으로 뚝 떨어지는 것은 없다. 각 정신적 사건은 뇌의 특정 처리 과정에서 나온다. 과학 연구 방법들은 우리의 의식적 경험에 따르는 신경적 과정들을 연구하기에는 그리 적합지 않다. 그렇지만 주관적 경험의 신경적 토대에 관해서는 많은 사실들이 발견된 바 있다. 나는 오랜 친구이자 동료였던 고(故) 프랜시스 크릭과 함께 이런 매혹적인 과정들을 가리키는 용어를 만들었다. 의식의 신경상관자(neuronal correlates of consciousness, 이하 NCC)가 그것이다. 우리가 경험하는 각 인식의 단편들에 대응해 발화하는 뉴런들의 집합이다.

그런 NCC들의 생성과 소멸을 우리는 어떻게 이해해야 할까? 그것들은 마치 아테나 여신이 제우스의 머리에서 튀어나오듯 완전히 형태를 갖춘 채로 무의식적 뇌 활동에서 튀어나오고, 그 후 즉각 다시 사라질까? 그런 모 아니면 도 식은 확실히 어떤 생각이나 느낌이 갑자기 떠올랐다가 사라지는 우리의 주관적 경험에 부합한다. 하지만 달리 보면 NCC들은 오랫동안 축적되어 온 결과로 우리의 인식에 출현했다가 다시 서서히 흐려져, 너무 희미해지면 우리의 인식 밖으로 밀려나는 것일 수도 있다.

에스토니아 소재 타르투대학교의 심리학자 탈리스 바크만(Talis Bachmann)은 후자와 비슷한 이론을 발전시켰다. 바크만은 사진의 현상에 비유하여, 어떤 감각을 의식하는 데는 시간이 걸린다고 설명한다. 어떤 의식적 지각 대상, 말하자면 붉은색은 즉각 나타나는 것이 아니라 서서히 우리의 인식으로 들어온다는 것이다. 이 가설을 뒷받침하는 연구들은 상당히 많다.

의식의 일시적 구조를 연구할 때 가장 명확한 접근법은 반응 시간을 측정하는 것이다. 이미 19세기부터 심리학자들은 피험자들을 깜빡이는 빛에 노출시키고 빛의 지속 시간과 강도를 달리하는 실험을 해왔다. 한 사람이 어떤 자극을 의식적으로 인지하려면 그 자극에 얼마나 오랫동안 노출되어야 하는지, 그리고 두 개의 자극이 지속적이고 단일한 느낌으로 인지되려면 간격이 얼마나 가까워야 하는지를 알아내기 위해서였다.

현대의 연구자들은 컴퓨터 화면에 깜빡이는 검은색 작은 막대를 보여주고, 피험자들에게 그 막대의 방향이 수직인지 수평인지를 인식하자마자 버튼을 누르게 한다. 이런 방식으로 측정한 반응 시간은 눈과 뇌가 그 자극을 처리하는 데 걸리는 간격만이 아니라 바람직한 운동 반응, 즉 버튼을 누르는 데 걸리는 시간까지도 포함한다.

프랑스 툴루즈의 뇌와 인지 연구소(Brain and Cognition Research Center)의 사이먼 J. 토르프(Simon J. Thorpe)를 비롯한 연구진은 이런 부분들을 분리하기 위해 이른바 유발 전위(evoked potentials)를* 측정한다. 유발 전위란 뉴런의 전기적 활동의 변화를 말한다. 이 뇌 신호는 두피에 전극을 부착하

*신경세포가 외부 자극으로 인해 띠게 되는 활동 전위.

는 EEG 촬영 같은 방식으로 측정할 수 있다. 한 실험에서 피험자들은 몇 분의 1초 동안 화면에 깜빡인 이미지들 중에 동물이 있는지 없는지를 재빨리 판별해야 했다. 피험자들은 어떤 동물을 보게 될지 전혀 알지 못했지만, 이 과제는 어렵지 않은 것으로 드러났다.

알고 보니 피험자들이 정답을 맞히는 데는 0.5초도 걸리지 않았다. 어떤 이미지가 자동차인지 아니면 다른 교통수단인지를 판별하자마자 버튼을 누르게 했을 때도 걸린 시간은 대략 비슷했다. 연구자들은 그 후 동물 이미지에 자극받은 뇌 반응을, 동물이 없는 이미지에 자극받은 반응과 비교했다. 이미지 제시 후 첫 몇 분의 1초 동안, EEG 패턴은 거의 동일했다.

신경 자극이 눈의 망막에서 머리 뒷부분에 있는 대뇌피질의 시각중추로 전달되기까지는 대략 30~50밀리초가 걸린다. 150밀리초면, 동물 이미지에 반응하는 유발 전위가 동물이 아닌 이미지에 반응한 뇌 전위와 다르게 나타난다. 다른 말로, 10분의 1초 이후에 대뇌피질의 무언가가 동물 사진과 동물이 아닌 사진을 분간하기 시작한다는 것이다. 단일 신경세포들의 처리 시간이 밀리초 단위임을 감안하면 이 과정은 놀랍도록 빠른 셈이고, 오로지 대규모의 병렬 처리에 의해서만 가능하다.

그렇지만 이러한 결과가 150밀리초 내에 '동물인가' 아니면 '동물이 아닌가' 하는 정보를 의식적으로 처리할 수 있다는 뜻은 아니다. 보는 것은 눈 깜짝할 사이에 이루어지지만 뇌에서 의식적 인상을 만들어내려면 더 많은 시간이 필요하다.

현실을 마스킹하기

자극들이 급속히 잇따르면 이상한 일들이 일어날 수 있는데, 자극의 성질이 시각적인지 청각적인지 또는 촉각적인지는 중요하지 않다. 예를 들어, 어떤 이미지를 입력함으로써 그 전후의 이미지들을 왜곡하고 철저히 억제하는 것이 가능하다. 그 이미지들을 모니터상에서 깜빡이게 한다면 말이다. 심리학자들은 이 효과를 '마스킹(masking)'이라고 부른다.

마스킹은 우리의 지각이 현실에서 크게 벗어날 수 있음을 명확히 보여준다. 그런 조직적인 지각 왜곡을 통해 연구자들은 마음이 세계관을 구축하기 위해 이용하는 법칙들을 파악할 수 있다. 가장 자주 이용되는 기법은 먼저 어떤 자극을 준 후 마스킹을 이용하는 역방향 마스킹이다. 캘리포니아대학교 데이비스캠퍼스의 신경심리학자 로버트 에프론(Robert Efron)이 발견한 바에 따르면, 이 경우 두 자극이 완전히 융합될 수 있다. 에프론이 빨간색 빛을 10밀리초 동안 깜빡인 직후 녹색 광선을 10밀리초 동안 깜빡이자, 피험자들은 단일한 깜빡임을 보았다고 보고했다. 색은 어떻게 보였을까? 답은 빨간색, 그다음은 녹색이 아니라 노란색이었다. 급속히 이어진 두 이미지는 이따금 단일한 의식적 인상을 남긴다.

최근 프랑스 오르세이 소재 국립보건의학연구소(이하 INSERM)의 인지연구자인 스타니슬라스 드엔(Stanislas Dehaene)은 언어 처리를 연구하기 위해 마스킹 기술을 이용했다. 드엔은 fMRI 스캐너에 누워 있는 피험자들에게 일련의 슬라이드들을 재빨리 연속적으로 보여주었다. 슬라이드들에는 '사자' 같은 간단한 단어들이 쓰여 있었다. 이런 단어들은 고작해야 30밀리초 동안만 나타났다 사라졌다. 피험자들이 그것을 제대로 읽는 데 필요한 최소 시간이었다. 하지만 그 목표 단어 앞뒤로 무작위 이미지들이 잇따라 제시되면 인식률은 크게 떨어졌다.

피험자들이 단어들을 보는 동안 fMRI 장비는 시각과 발화 중추들을 포함해 다수의 영역에서 일어나는 활발한 뇌 활동을 기록했다. 그러나 화면의 단어 '사자' 앞뒤로 무작위 이미지들을 제시하자 뇌 활동은 잠잠해졌고, 시각의 초기 처리에 관여하는 시각피질 부분에서만 뇌 활동이 제한적으로 나타났다. 마스킹이 '사자'를 의식적으로 인식하는 것을 방해해, 시각적 뇌의 입력 단계가 활성화되는 데 그친 것이다.

자극들 사이의 간격을 최고 100밀리초까지 연장해도 마스킹은 여전히 효과를 발휘했다. 이는 첫 이미지를 보여준 후 다음 이미지로 10분의 1초 동안만 망막을 직격해도, 첫 이미지의 의식적 지각을 무효화할 수 있다는 뜻이다. 그러나 마스킹은 비록 시각적 인상의 생성을 저해하지만, 무의식적 처리까지 막지는 못한다. 피험자들은 의식적인 지각에 의해 마스킹을 당했는데도, 첫 이미지가 뭐였는지 짐작해보라고 하자 맞는 답을 내놓았다.

한 순간의 길이는 얼마일까?
그런 일탈을 우리는 어떻게 설명할 수 있을까? 두 번째 자극이 이미 도달한 자극에 대한 지각을 바꾸는 것이 도대체 어떻게 가능할까? 해변에 밀려드는 두 파도를 생각해보자. 속도가 동일하다면 두 번째 파도는 결코 첫 번째 파도를 따라잡을 수 없다. 하지만 신경 처리 과정에는 되먹임 기제가 관여한다. 시각피질 내의, 심지어 피질과 더 깊숙한 뇌 영역들 사이의 신경 신호들이 서로 오가기 시작하자마자, 이후의 정보는 앞선 정보의 처리를 왜곡할 수 있다. 이러한 현상은 실제로 일어난다.

마스킹이 영향력을 발휘할 수 있는 시간 길이는 우리에게 뇌의 되먹임 폐회로의 시간적 지연을 이해할 수 있는 실마리를 준다. 실험을 통해 시각적 신호를 식별하는 데 필요하다고 밝혀진 마스킹 시간, 그러니까 약 100~150밀리초를 더하면, 이는 한 자극을 의식적으로 보는 데 최소한 약 4분의 1초가 필요하다는 뜻이다. 그 특성상 시간 간격은 그보다 더 길어질 수도 있지만 더 짧아질 수는 없다. 따라서 우리의 지각은 현실에 상당히 뒤처지지만, 우리는 그 사실을 알아차리지 못한다.

의식의 신경상관자들은 일종의 최소 생애 주기를 가지는데, 그 시간은 우리 경험에서 이른바 최소 지각 순간(minimal perceptual moment)과 어느 정도 일치한다. 역방향 마스킹 동안 후속 뇌 활동은 표적 자극의 시작과 소멸을 알리는 과정을 방해할 가능성이 높다. 역으로 보면, 이전 활동의 잔재가 잠깐 동안 남아서 순간적으로 새로운 NCC들의 발달을 저해할 수도 있다. 중첩하는 신경연합체들* 간의 이러한 경쟁은 의식의 중요한 특징의 하나일지도 모른다.

*동시에 발화되는 뇌세포 묶음들의 단위.

감각적 인상들은 눈의 움직임, 주의 변화, 또는

단순히 감각세포들의 피로 같은 다양한 이유들로 나타났다 사라진다. 예를 들어 시각 입력이 증가하면 시각 피질의 발화 활동이 꾸준히 증가하다가, 일정한 기준점에 도달하면 급속히 폭발할지도 모른다. 예를 들어, 짧게 반짝하는 빛이 같은 강도의 지속적인 빛줄기보다 더 밝아 보이는 것은 그 때문이다. 초기의 급속한 증가 이후, 꾸준한 빛줄기의 광도는 점점 더 낮게 인지된다.

단순한 자극을 감지할 때에도 그토록 다양한 변수들이 존재한다면, 뇌가 실제 세계를 평가하는 과정이 얼마나 복잡할지 한번 상상해보자. 의식에 대한 연구가 대면해야 할 심각한 문제들 중 하나는, 우리 주위 세계가 믿기 어려울 정도로 너무나 복잡하고 다면적이라는 사실이다. 물체들이 단순히 밝기나 색깔처럼 쉽게 측정할 수 있는 특성들만 갖는 일은 매우 드물다. 예를 들어 한 사람의 얼굴은 독특한 모양, 굴곡, 색, 질감 같은 특성들을 갖고 있다. 눈의 위치와 시선, 입의 움직임, 코의 모양, 피부의 주름과 붉기 같은 이 모든 세부사항들을 우리는 어떻게 한 사람의 정체성, 젠더와 감정적 상태를 전달하는 하나의 이미지로 통합할까?

이 질문은 이른바 결합 문제(binding problem)의 핵심이다. NCC가 각기 다른 시간에 뇌의 다양한 처리 중추들에서 발생한다면, 그 속성 하나하나를 지각하는 데는 시간 지연이 발생하지 않을까? 뇌는 어떻게 이 모든 개별적 활동들을 통합할까?

유니버시티칼리지런던의 신경생물학자 세미르 제키(Semir Zeki)는 몇 년 전부터 그 문제를 연구해왔다. 그는 무작위적으로 색을 바꾸면서 화면을 돌아다니는 정사각형들을 피험자들이 어떻게 지각하는가를 측정함으로써, 그런 물체의 색깔 변화가 움직임의 방향 변화보다 60~80초 더 빨리 인지된다는 사실을 보여주었다. 즉, 하나의 성질은 동시에 일어나는 다른 성질과 다른 시간에 등록된다. 이 발견은 어쩌면 의식의 통합이 그리 정확한 가설이 아닐 가능성을 시사한다. 적어도 극도로 짧은 시간 간격을 다룰 때는 말이다.

그러나 우리의 매일 삶에서는 그런 시간 간격을 거의 느끼기 어렵다. 자동차가 내 옆을 쌩하고 달려 지나갈 때, 그 형태가 색깔보다 한 발 늦게 보이는 일은 없다. 형태, 색깔, 소리, 속도, 그리고 움직임의 방향에 대한 인식 같은 처리 단계들은 각각 내 뇌의 다른 영역에서 따로따로 평가되어야 하는데도 말이다. 각각에는 자체의 역학과 시간 지연이 따른다. 그러나 통합적 인상은 신속히 달성된다. 뇌에는 그 시차를 등록하는 기제가 없기 때문이다. 따라서 시간 지연은 거의 의식되지 않는다. 우리는 단순하게 한 물체의 모든 속성을 동시에 인지한다. 그 혼합된 이미지가 아무리 일관성이 없더라도 말이다.

시간 속의 스냅샷

의식을 비유하자면 우리가 시간의 강 속을 살아가며 하는 경험이라고 할 수 있다. 이는 아침에 처음 눈을 뜨는 순간부터 밤이 되어 베개에 고개를 처박는 순간까지 지각이 유연하게 이어진다는 뜻이다. 그렇지만 이 의식의 연속성은 또 다른 착각일지도 모른다. 심각한 편두통으로 인해 '영사적 시야(cinematographic vision)'를 경험하는 환자들을 생각해보자. 신경학자이자 유명한 작가로 그 용어를 만든 올리버 색스(Oliver Sacks)에 따르면, 이런 사람들은 때때로 시간의 연속성에 대한 감각을 잃고 그 대신 연속적으로 깜빡이며 넘어가는 정지된 이미지들을 본다고 한다. 그 이미지들은 겹치거나 층을 이루지는 않고, 그저 너무 오래 지속된다. 마치 한동안 한 장면에 멈춰 있다가 갑자기 그동안 진행된 속도를 따라잡으려고 휘리릭 넘어가는 영화처럼 말이다.

색스는 목욕을 하려고 욕조에 물을 받기 시작한 여성 입원 환자의 이야기를 들려준다. 물이 1인치쯤 차오르자 환자는 욕조로 다가가지만 수도꼭지 옆에 얼어붙은 듯 그대로 멈춰선다. 그러는 동안 욕조에서 넘쳐흐른 물이 바닥으로 떨어진다. 색스가 다가가서 환자를 건드리자, 그녀는 갑자기 물이 넘쳐흐르는 것을 본다. 나중에 그녀는 자기 마음속에서는 수도꼭지의 물이 1인치쯤 찬 욕조로 떨어지는 이미지가 멈춰 있었고, 그 후 그가 건드릴 때까지 더 이상의 시각적 변화는 일어나지 않았다고 말했다. 색스 자신도 미크로네시아의, 취하게 만드는 것으로 유명한 물질인 사카우를 마신 후 영사적 시야를 직접 경험했다. 그는 야자나무가 흔들리는 것이 "마치 영화를 느리게 재생했을 때처럼 더는 연속성이 유지되지 않는 정지 장면들"처럼 보였다고 묘사했다.

이런 임상적 관찰은 우리가 정상적인 상황에서 일어나는 감각의 일시적 분열을 거의 느끼지 못한다는 사실을 보여준다. 우리의 지각은, 빠른 스크롤 덕분에 지속적 움직임으로 느껴지는 영화 프레임처럼, 개별적 스냅샷이 이어진 결과인 듯하다. 중요한 점은 우리가 대략 동일한 시간에 일어나는 사건들을 동시적인 것으로 경험한다는 것이다. 그리고 우리에게 연속적으로 도달하는 사건들을 온 순서대로 인지한다.

연구에 따르면, 그런 스냅샷의 지속 시간은 20~200밀리초다. 이 간극이 우리가 가진 도구의 한계 때문인지, 아니면 뉴런의 어떤 근본적 속성 때문인지 아직은 알 수 없다. 그래도 그런 별개의 지각 스냅샷들은 이따금씩 시간이 더 느리거나 빠르게 가는 것처럼 보이는 이유를 설명해줄지도 모른다.

모종의 이유로 각 스냅샷의 지속 시간이 연장된다고, 그리하여 초당 찍히는 스냅샷의 수가 줄어든다고 생각해보자. 이 경우, 외부 사건은 더 짧아 보이고 시간은 빨리 흐르는 것처럼 보일 것이다. 그렇지만 개별적 이미지들의 지속 시간이 짧다면, 즉 같은 시간 단위당 스냅샷의 수가 늘어난다면 시간은 더 느리게 가는 것처럼 보일 것이다.

자동차 사고, 자연재해, 그 밖의 외상을 입은 사람들은 흔히 그 상황이 최고조에 달했을 때 모든 것이 슬로모션으로 일어나는 것 같았다고 말한다. 현재까지 우리는 뇌가 우리의 시간 감각에 어떻게 영향을 미치는지 거의 알지 못한다.

실제로 더 큰 뉴런 모둠들의 변화하는 연합체(coalition)가 의식의 신경상관자라면, 최신 연구 기술들은 이 과정을 추적하기에는 부족하다. 우리는 조야한 시간적 해상도로 뇌의 큰 영역을 다루거나(느린 전력 소모를 초 단위로 추적하는 fMRI처럼) 수십억 개의 뉴런 중 하나 또는 한 줌에 불과한 것들의 발화 속도를 정확히(1000분의 1초 내에) 등록하는 것이 고작이다(미세전극기록). 광범위하게 흩어져 있는 수많은 뉴런 모둠들이 어떻게 함께 작용하는지를 감 잡으려면 뇌의 모든 영역을 다루는 섬세한 기구가 필요하다. 이런 수준의 연구가 언젠가 첨단기술을 이용해 우리의 의식 흐름을 조작할 수 있게 해줄지도 모른다. 현재로서는 꿈에 지나지 않지만 말이다.

2

이론 : 뇌에서 '마음'까지

2-1 뇌는 어떻게 마음을 창조하는가

안토니오 R. 다마지오

지난 10년간 생명과학 분야에서 다른 모든 질문 위로 우뚝 솟아 있는 질문이 하나 있다. 우리가 마음이라고 부르는 일련의 과정은, 우리가 뇌라고 부르는 기관의 활동으로부터 어떻게 출현하는가? 이 질문은 그다지 새로운 것이 아니다. 수세기 동안 이런저런 방식으로 제기되어 왔다. 말뚝에 매여 화형당할 위험 없이 그 질문을 던지는 것이 가능해지자, 공개적이고 끈질긴 탐사가 이루어져 왔다. 그리고 최근에는 신경과학자, 인지과학자, 그리고 철학자 같은 전문가들과 마음, 특히 의식적인 마음의 기원을 궁금해하는 사람들이 그 질문에 천착하고 있다.

이제는 의식에 관한 질문이 중심 무대를 차지하고 있는데, 전반적으로는 생물학, 구체적으로는 신경과학이 생명의 엄청나게 많은 비밀을 풀어내는 데 놀라운 성공을 거두어 온 덕분이다. 이른바 '뇌의 시대'로 불린 1990년대에는 뇌와 마음에 관해 심리학과 신경과학의 전체 역사 동안 이루어진 것보다도 더 많은 발견이 이루어졌다. 의식적 마음의 신경생물학적 기반을 설명하는 것은 고전적인 정신-육체 문제의 다른 형태로, 거의 마지막 남은 도전이 되었다.

마음에 대한 생각은, 특히 의식이 그 질문의 핵심일 때는 기를 죽일지도 모른다. 전문가와 아마추어를 막론하고, 일부 사상가들은 그 질문에는 원칙적으로 답이 있을 수 없다고 믿는다. 한편 다른 이들은 기하급수적으로 늘어가는 새로운 지식들이 있으니, 올바른 이론과 충분히 강력한 기술만 더해진다면 과학의 맹공 하에 풀지 못할 문제는 하나도 없다는 짜릿함을 느끼고 있다. 의식적 마음의 더 큰 과정을 구성하는 시각이나 기억 같은 과정을 뇌가 어떻게 처리하는지를 알아낼 수 있느냐에 대해서는 그와 같은 회의론이 제기된 적이 없음을 생각해보면, 이 논쟁은 흥미로울뿐더러 의외이기도 하다.

나는 자신 있는 진영에 확고히 속해 있다. 뇌에서 어떻게 마음이 출현하는가에 대한 실질적인 설명은 제시될 것이고, 그것도 아마 곧 이루어질 것이다. 그러나 본격적인 난관들을 생각하면 짜릿한 기분은 가라앉는다.

마음보다 더 친숙한 것은 없다. 그렇지만 마음의 원천과 그것을 뒷받침하는 기제를 찾는 순례자는 낯설고 이국적인 풍경을 헤매게 된다. 다음에 제시하는 것은 의식적 마음의 생물학적 기반을 찾아헤매는 사람들이 맞닥뜨리는 주된 문제들로, 순서는 무작위적이다.

첫 번째 난제는 의식적 마음을, 그 기원으로 여겨지는 뇌와 관련해 연구할 때 우리가 어떤 시각을 채택해야 하느냐다. 내 몸과 뇌는 제3자가 관찰할 수 있다. 그렇지만 마음은 오로지 나 자신만이 관찰할 수 있다. 수많은 사람들이 동일한 몸이나 뇌를 보고 동일한 관측을 내놓을 수 있지만, 마음에 관해서는 그에 비할 만한 직접적인 3인칭 관찰이 불가능하다. 몸과 뇌는 공개적이고 노출되어 있으며, 외적이고 단연코 객관적인 독립체다. 마음은 사적이고 숨겨져 있으며, 내적이고 단연코 주관적인 독립체다.

그렇다면 1인칭 마음이 3인칭 육체에 의존하는 현상은 정확히 어떻게, 그리고 어디서 일어날까? 뇌를 연구하는 데는 섬세한 뇌스캔과 뇌 속의 뉴런 활동 패턴 측정 같은 기술들이 이용된다.

회의론자들은 이 모든 데이터들의 포괄적인 편집물의 총체는 정신 상태의 상관자들을 이루긴 하지만 실제 정신 상태와는 전혀 다르다고 주장한다. 따라서 그들은 생물에 대한 상세한 관찰은 마음이 무엇인가를 드러내지 못하고 단순히 생물의 세부사항들만 드러낼 따름이라고 본다. 간단히 말해, 생물이 어떻게 의식적 마음의 특징인 자아감, 즉 내 마음속 이미지들은 내 것이고 내 시각에서 형성된다는 감각을 생성하느냐를 이해하기란 불가능하다는 것이다. 이 주장은 비록 옳지 않지만, 희망에 찬 수많은 의식적 마음의 연구자들은 그 앞에서 할 말을 잃곤 한다.

비관주의자들은 의식적 마음의 문제는 너무나 까다롭고, 마음이 왜 무언가를 표상하는가를 설명하는 것조차 불가능하다고 본다. 정신적 과정은 왜 내적 상태나 외부 물체들과의 상호작용을 표상하는가? [철학자들은 이 마음의 표상적 특성(representational quality)을 "고의성"이라는 혼란스러운 용어로 표현한다.] 이 주장은 틀렸다.

마지막으로 부정적 주장은 의식적 마음의 출현이, 바로 그 의식적 마음의 존재를 통해서만 설명 가능하다는 데 근거를 두고 있다. 연구 대상인 바로 그 도구를 가지고 연구를 해야 하는 상황이, 문제의 정의와 해법에 접근하는 것을 유달리 복잡하게 만든다는 것이다. 관찰자와 관찰 대상 사이의 갈등을 감안할 때, 인간의 지성은 마음이 어떻게 뇌로부터 출현하는지를 이해하는 과업을 하기에는 부족하다는 주장이다. 이 갈등은 실재하지만, 그것이 극복 불가능하다는 생각은 옳지 않다.

요약하자면 의식-마음의 문제는 그 명백한 고유성과, 문제의 답을 찾기 위한 방법을 복잡하게 만드는 어려움 때문에 해답을 찾으려 애쓰는 연구자들에게는 좌절을, 그 해답을 결코 찾을 수 없다고 직관하는 진영에게는 확신을 안겨주고 있다.

어려움 바로 알기

'마음의 본질'을 밝히기 위해 살아 있는 뇌를 연구할 수 없다는 사실을 거론하는 진영은, 우리가 현재 가지고 있는 생물체에 대한 지식이 그런 최종 판단을 내리기에 충분하다고 생각한다. 그러나 이런 생각은 조금도 납득할 수 없다. 신경생물학적 현상에 대한 현재의 설명은 어떻게 보아도 불완전하기 짝이 없기 때문이다. 우리는 뉴런들과 회로들의 세세한 분자 수준의 기능에 대해 모르는 것이 너무 많고, 뇌의 어떤 국지적 영역에서 일어나는 뉴런 연합체들의 행동조차 이해하지 못하고 있다. 여러 영역들로 이루어진 뇌의 대규모 시스템에 대한 이해 또한 불충분하다. 우리는 그저 서로 인접해 있지 않은 여러 뇌 영역들 사이의 상호작용이 부분의 합과는 비교할 수 없을 정도로 고도로 복잡하고, 다수의 생물학적 상태를 발생시킨다는 사실을 이제 막 이해하기 시작한 수준이다.

　사실 생물학적 사건들에 대한 물리학적 설명은 아직 불완전하다. 그러니 우리가 뇌를 현재 가능한 한도까지 연구했는데 마음을 찾아내지 못했다고 해서 의식-마음 문제가 해결 불가능하다고 선언하는 것은 우스꽝스런 일이다. 우리는 아직 신경생물학이나 그에 관련된 물리학에 대해서 충분히 연구해보지 못했다. 예를 들어 마음을 가장 세밀한 수준으로 묘사할 때, 많은 감각 이미지들의 급속한 구축, 조작과 중첩들은 양자 수준의 설명을 요할 수도 있다. 공교롭게도 양자역학을 이용해 마음을 설명할 수 있느냐를 이야기할 때 흔히 옥스퍼드대학교의 수리물리학자 로저 펜로즈(Roger Penrose)가 거론되는데, 펜로즈는 그 생각을 구체적 가설로 뒷받침한 적이 없다. 그의 가설은, 말하자면 의식은 미소관(뉴런 같은 세포들의 구성 요소)에서 일어나는 양자 수준의 현상에서 출현한다는 것이다. 양자 수준의 작용들이 실제로 우리가 마음을 어떻게 갖게 되는가를 설명하는 데 도움을 줄지도 모른다. 하지만 그럴 때 그 마음이 우리의 것임을 어떻게 아는가에 대한 설명은 불필요한 것으로 여겨지는데, 이는 내가 의식을 설명하고자 할 때 가장 중요하다고 여기는 부분이다.

　의식-마음 문제의 기묘함은 대체로 무지에서 나온다. 무지는 상상력을 제약하고, 가능한 것을 불가능해 보이게 만드는 기묘한 힘을 가지고 있다. 공상과학 작가인 아서 C. 클라크(Arthur C. Clarke)는 이렇게 말했다. "충분히 진보한 기술은 마법과 분간되지 않는다." 뇌의 '기술'은 너무나 복잡해서 '마법적'으로까지는 보이지 않더라도 최소한 이해가 불가능해 보인다. 정신적 상태와 물리적/생물학적 현상 사이에 너른 바다가 놓인 것처럼 보이는 것은 두 분야의 지식 사이의 커다란 간극 때문이다. 수세기의 탐사와 인지과학의 노력을 통해 이룩한 마음에 대한 견고한 이해와, 신경과학의 노력을 통해 달성한 불완전한 신경적 설명이 대립하고 있다. 그렇지만 신경생물학이 그 바다를 건널 다리를 만들지 못할 거라고 지레짐작할 이유는 없다. 우리가 정신과 신경을 닿을 수 없게 갈라놓는 심연의 가장자리에 서 있다고 생각해야 할 이유는 존재하지 않는다.

따라서 나는 지금 마음의 과정에 조응하는 듯한 생물학적 과정이 실제로 마음의 과정이며, 세부사항에 대한 충분한 이해만 있으면 그 사실이 입증될 거라고 반박하려고 한다. 내 말은 마음의 존재를 부정하거나, 생물학에 관해 앞으로 알아야 할 것들을 알게 되면 마음은 더는 존재하지 않게 된다는 뜻이 아니다. 그저 사적인, 개인의 마음이라는 귀하고 독특한 존재가 실제로는 생물학적 존재이며, 언젠가는 생물학적 용어와 정신적 용어 양쪽 모두로 설명될 수 있을 거라고 믿을 따름이다.

마음을 이해하는 것이 불가능하다는 또 다른 주장의 근거는 관찰자와 관측 대상 사이의 실질적인 갈등 때문에 인간의 지성이 그 자신을 연구하기에는 부적합하다는 것이다. 그러나 뇌와 마음이 단일체가 아님을 짚고 넘어갈 필요가 있다. 그것들은 다층적인 구조적 층위들을 가지고 있고, 그 층위들 중 가장 최상층은 다른 층위들을 관찰할 수 있는 도구들을 만든다. 예를 들어 언어는 논리적 원칙을 바탕으로 지식을 범주화하고 조작할 힘을 부여하므로, 우리 마음은 그 힘을 이용해 관찰한 것들을 참이나 거짓으로 분류할 수 있다. 우리가 자신의 모든 본성을 관찰할 수 있다고 말할 때, 겸손함을 잃어서는 안 된다. 그러나 시도조차 해보기 전에 패배를 선언하는 것은 인간이 자신의 본성에 무한한 호기심을 품는 존재라는 아리스토텔레스의 고찰에 어긋나는 일이다.

낙관을 품을 이유

나는 의식적 마음의 수수께끼를 풀기 위해 그 문제를 우선 두 부분으로 쪼갤 것을 제안한다. 첫 부분은 내가 "뇌 속의 영화"라고 명명한 것이 우리 머릿속에서 생성되는 방식이다. 이 '영화'는 우리가 마음이라고 부르는 멀티미디어 쇼를 구축하는 시각, 촉각, 청각, 후각 등의 다양한 감각 이미지들이 하나로 통합된 합성물을 이르는 표현이다. 둘째 부분은 '자아'와 우리가 어떻게 뇌 속 영화에 대한 소유 의식을 자동적으로 형성하는가다. 두 부분은 서로 관련되어 있고, 후자는 전자에 바탕을 두고 있다. 두 부분은 각각의 해법을 요하므로 그 둘을 구분해 연구하는 것이 유용하다.

신경과학의 역사가 태동한 이래, 신경과학자들은 의식-마음 문제에서 뇌 속의 영화 부분을 해결하기 위해 알게모르게 노력해왔다. 그 영화를 만드는 데 필요한 뇌 영역들을 지도화하려는 노력은 한 세기 반쯤 전, 폴 브로카(Paul Broca)와 카를 베르니케(Carl Wernicke)가 처음 뇌의 각 영역들이 언어의 각 양상들을 따로따로 처리한다고 주장하면서 시작되었다. 최근 한층 세련된 장비들이 등장한 덕분에 그 생각은 풍성한 수확을 거둬들이기 시작했다.

연구자들은 이제 각각의 뉴런이나 뉴런 모둠들의 활동을 직접 기록하고 그 활동을, 예를 들어 붉은색이나 곡선을 지각하는 것 같은 특정한 정신 상태의 면면들과 연결지을 수 있다. PET나 fMRI 같은 뇌 영상 기술들은 뇌의 다양한 영역들이 어떻게 정상적이고 살아 있는 사람에게서 나타나는 특정한 정신적 효과에 관여하는지를 보여준다. 그 효과란 한 단어를 물체와 연결짓거나 특정한 누군가의 얼굴을 익히거나 하는 것 등이다. 연구자들은 뉴런 회로 속의 미시적 분자들이 어떻게 그런 다양한 정신적 과제들에 참여하는지, 그리고 그런 분자들의 생성과 배치에 어떤 유전자들이 필요한지를 알아낼 수 있다.

하버드대학교의 데이비드 H. 허블(David H. Hubel)과 토르스텐 비셀(Torsten Wiesel)이 뇌 회로들이 주어진 물체의 모양을 표상하는 방식의 실마리를 처음 밝혀낸 이래, 이 분야는 급속히 발전해왔다. 그 방식은 일차 시각피질의 뉴런들이 다양한 각도를 향한 모서리들에 선택적으로 조율하는 식으로 반응한다는 것이었다. 허블과, 역시 하버드대학교의 마거릿 S. 리빙스턴(Margaret S. Livingstone)은 나중에 일차 시각피질의 다른 뉴런들이 모양이 아니라 색깔에 선택적으로 반응한다는 것을 입증했다. 그리고 유니버시티칼리지런던의 세미르 제키(Semir Zeki)는 일차 시각피질 다음으로 감각 정보를 수신한 뇌 영역들이 색깔이나 움직임의 다음 단계 처리를 전담한다는 것을 발견했다. 이런 결과들은 살아 있는 신경 환자들에게서 관찰한 결과들을 보완해준다. 시각피질의 특정 영역이 손상될 경우, 색채 지각에는 문제가 생겨도 모양과 움직임을 식별하는 능력에는 아무런 문제가 없을 수 있다는 것이다.

실제로 눈에 포착된 물체의 구조와, 그 물체를 보는 유기체의 시각피질에서 생성된 뉴런의 활동 패턴 사이에 조응이 이루어진다는 것을 짐작케 하는 연구 결과들이 이제는 많이 나왔다.

뇌 속 영화와 관련해 더욱 놀라운 진보가 이루어지면서, 학습과 기억의 기제에 관한 통찰도 더 많아졌다. 얼마 지나지 않아 뇌가 서로 다른 학습 유형에 서로 다른 시스템을 이용한다는 사실이 연구 결과 밝혀졌다. 예를 들면 기저핵(basal ganglia)과 소뇌는 자전거 타는 법이나 악기 연주를 배우는 것 같은 기술 습득에 핵심적이고, 해마체는 사람, 장소 혹은 사건 관련 사실들을 학습하는 데 필수적이다. 그리고 일단 학습된 사실들은 뇌 시스템의 여러 부분에 의존해 장기기억으로 통합되는데, 그런 시스템의 핵심 부분은 대뇌피질이라는 방대한 뇌 영역에 걸쳐져 있다.

게다가 새로 습득한 사실들이 장기기억에 통합 정리되려면 제대로 작동하는 해마체와 대뇌피질 말고도 더 많은 것들이 필요하다. 새로 학습한 사실에 대한 인상이 신경 회로들에 아로새겨지려면 뉴런과 분자 수준에서 반드시 특정 과정이 일어나야만 한다. 그 아로새김을 결정하는 것은 시냅스라는, 뉴런들 간 접속의 강도다. 컬럼비아대학교의 에릭 R. 캔들(Eric R. Kandel)과 스프링하버연구소의 티모시 P. 툴리(Timothy P. Tully)는 도전적인 발견을 했는데, 그 인상을 아로새기는 작업에 새로운 단백질 합성이 필요하다는 것이다. 그리고 합성이 이루어지려면 다시 통합 정리된 기억을 뒷받침하는 역할을 맡은 뉴런들 내의 특정 유전자들이 관여해야 한다고 말한다.

이런 진보에 대한 간략한 해설은 언어, 감정, 그리고 의사결정에 관한 연구들로부터 나온 다른 통찰들로 적용 범위를 넓힐 수 있다. 우리가 어떤 정신적 기능을 염두에 두고 있든, 어떤 기능을 발생시킬 때 뇌의 어떤 부분들이 협력 작용하고 있느냐를 알아내는 것은 가능하다. 어떤 정신적 상태나 행동이 나타 나는 것과, 선택된 뇌 영역들의 활동 사이에는 밀접한 상호 대응 관계가 존재 한다. 그리고 거시적으로 식별 가능한 영역(예를 들어 일차 시각피질이나 언어 관 련 영역이나 감정 관련 핵)과 그 영역을 구성하는 미시적인 뉴런 회로들 사이에 상호 대응이 이루어질 수 있다.

가장 짜릿한 사실은, 뇌 연구 분야에서 일어나고 있는 이런 인상적인 진보 가 그저 첫걸음에 불과하다는 것이다. 새로운 분석 기술들이 분자 수준의 신 경 기능을 연구하는 동시에, 뇌 전반에 발생하는 복잡한 대규모 현상 또한 연 구할 수 있는 역량을 지속적으로 향상시키고 있다. 두 영역에서 발견되는 사 실은 뇌 상태와 정신 상태를, 뇌와 정신을 갈수록 더 섬세하게 상호 대응시킬 수 있게 해줄 것이다. 기술이 발전하고 연구자의 창의력이 발달하면서, 뇌 속 영화를 구성하는 물리적 구조와 생물학적 활동의 세세한 알갱이들은 점점 더 명확해질 것이다.

자아와 대면하기

인지과학 분야에서 현재 이루어지고 있는 연구들과 강력한 사실들의 엄청난 축적 덕분에, 어쩌면 많은 회의론자들을 설득해 뇌 속 영화의 신경적 기반을 식별하는 것이 가능하다고 믿게 만들 수 있을지도 모른다. 하지만 회의론자들은 여전히 의식-마음 문제의 두 번째 부분, 즉 자아감각의 출현을 설명할 수 있다는 생각을 받아들이기 어려울 것이다. 이 문제를 해결하는 것이 결코 쉽지 않다는 점을 인정하지만, 나는 가능한 해법 한 가지가 제시되어 검증받고 있음을 밝혀두고자 한다.

그 가설의 주된 근거는 뇌의 독특한 표상 능력과 관련이 있다. 신장이나 간 세포들은 맡은 기능적 역할을 수행할 뿐, 다른 어떤 세포나 기능도 표상하지 않는다. 하지만 뇌세포는 신경계의 모든 수준에서 독립체들이나 그 유기체의 다른 곳에서 일어나고 있는 사건들을 표상한다. 뇌세포는 애초에 다른 것들과 다른 행위들에 관한 것이 되도록 설계되어 있다. 그들은 선천적으로 한 유기체의 지형과 그 지형 내에서 일어나는 사건들의 지도 제작자들이다. 종종 인용되는, 외부 사물에 대한 표상과 관련된 '의도적' 마음의 수수께끼는 알고 보면 전혀 수수께끼도 아니다. 이전에 암시되었던 이 '지향성(intentionality)'이라는 장애물-왜 정신 상태는 내적 감정이나, 외부 사물과의 상호작용을 표상하는가-을 둘러싼 철학적 좌절은 뇌를 다윈의 맥락에서 생각해보면 해소할 수 있다. 뇌가 진화를 거치면서 유기체는 직접적으로, 그리고 그 유기체가 상호작용하는 모든 대상은 간접적으로 표상하는 기관이 되어 왔다는 것이다.

뇌의 타고난 지향성은 그 후 우리를 또 다른 확립된 사실로 이끈다. 뇌가 그 구조 안에, 생존에 필수불가결한 내적 화학 균형을 언제나 보전함으로써 유기체의 생명을 유지하도록 설계된 장치들을 갖고 있다는 것이다. 여기서 장치란 가정이나 추상적인 표현이 아니다. 뇌의 핵심부에 위치한 뇌간과 시상하부를 말한다. 또한 생명을 조절하는 뇌 장치들은 필요에 따라 끊임없이 변화하는 유기체의 상태를 표상하기도 한다. 다른 말로, 뇌는 모든 살아 있는 유기체의 구조와 상태를 표상하는 자연적 수단을 가지고 있다.

그렇지만 그런 생물학적 자아에서 자신의 생각에 대한 주인 의식, 자신의 사고가 자신의 시각으로 만들어진다는 감각으로 움직이는 것이 어떻게 가능한가? 그러면서 어떻게 나의 현실을 해석하는, 전지적인 호문클루스를* 들먹이는 함정에 빠지지 않을 수 있을까? 자아와 주변에 관해 아는 것이 어떻게 가능한가? 나는 내 책《느낌은 어떻게 일어나는가(The Feeling of What Happens)》에서, 자아감각의 생물학적 기반은 순간순간 동일한 개별적 유기체의 연속성을 나타내는 뇌 장치에서 발견될 수 있다고 주장했다.

*homunculus. 초기 생물학에서 주장했던, 정자 속에 완전한 형태를 갖추고 미리 들어 있다는 조그만 인간을 말하지만, 여기서는 생물학적이 아니라 인지적 관점에서 쓰였다.

간단히 말해 나의 가설은 뇌가 유기체와 외부 대상 양쪽의 지도를 그리도록 설계된 구조를 이용해 새로운 2차적 표상을 만든다는 것이다. 이 표상은 뇌에서 지도화된 유기체가 역시 뇌에서 지도화된 대상과의 상호작용에 관여하고 있음을 나타낸다. 이 2차적 표상은 추상이 아니다. 그것은 시상하부와 대상피질 같은 신경 구조들에서 일어난다.

그처럼 새롭게 만들어진 지식은 진화하는 정신적 과정에 중요한 정보를 더해준다. 특히, 그것은 정신적 과정에서 유기체가 그 정신적 과정의 주인이라는 정보를 나타낸다. 그것은 제시된 적도 없는 질문에 스스로 답을 내놓는다. 이것은 누구에게 일어나고 있는가? 앎이라는 행위에서 자아에 대한 감각은 그렇게 형성되고, 그것은 의식적 마음의 특성인 일인칭 시각의 토대를 이룬다.

다시금 진화론적 관점에서 보면 자아감각의 당위성은 명백히 드러난다. 아서 밀러의 《세일즈맨의 죽음》에서 윌리 로만의 아내는 이렇게 말한다. "주의를 기울여야 해요!" 자기인식이 있는 유기체와, 자기인식이 없는 동일한 유형의 유기체를 상상해보자. 자기인식이 있는 유기체는 뇌 속 영화가 제공하는 경고 신호들(예를 들어 어떤 대상이 야기하는 고통)을 행동으로 옮기고 그런 대상을 피해 미래를 계획할 수 있는 인센티브를 가진다. 자아의 진화는 자각을 보상하고, 이는 확실히 생존에 도움이 된다.

영화 은유의 연장선상에서, 의식-마음 문제에 대한 나의 해답은 앎이라는 행위에서 자아감각이 영화 안에서 출현한다는 것이다. 자기인식은 실제로 영화의 일부분이고, 따라서 동일한 프레임에서 '보이는' 자와 '보는' 자, '사고', 와 '사고하는 사람'을 만들어낸다. 뇌 속 영화에서는 분리된 관객이 존재하지 않는다. 관객의 생각은 영화 안에서 만들어지고, 유령 같은 호문클루스가 극장을 배회하는 일은 일어나지 않는다. 객관적 뇌 과정은 감각신경 지도화라는 옷감을 가지고 의식적 마음의 주관성을 짠다. 그리고 가장 기본적인 감각신경 지도화는 신체 상태와 관련되어 감정으로 이미지화하기 때문에, 앎이라는 행위에서 자아 감각은 특수한 느낌으로 나타난다. 다름아닌 어떤 물체와 상호작용하는 행위 중에 포착된, 유기체에서 일어나는 무언가에 대한 느낌이다.

미래

무엇이 발견될 수 있거나 없다고, 또는 무엇이 언제 어떤 경로를 거쳐 발견될 거라고 예측을 하는 것은 어리석은 짓일 것이다. 그럼에도 어쩌면 2050년 무렵이면 생물학적 현상에 대한 충분한 지식이 몸/뇌, 몸/마음, 그리고 뇌/마음의 전통적 이분법을 지워버렸으리라는 것 정도는 말해도 될지 모르겠다.

　일부 관찰자는 귀하고 존엄하게 떠받들어지는 인간 마음의 무언가가, 그것의 신체적 구조를 정확히 명시함으로써 격이 떨어지거나 완전히 사라질까 봐 두려워한다. 하지만 마음의 기원과 작용을 생물적 조직으로 설명한다고 마음이 없어지는 일은 일어나지 않을 것이다. 또한 우리가 마음에 대해 가지는 경외심은 유기체의 놀라운 미세 구조로, 그리고 그런 미세 구조가 마음을 생성하게 해주는 어마어마하게 복잡한 기능들로까지 확장될 것이다. 더 깊은 층위로 마음을 이해함으로써, 우리는 마음을 그저 그 본질을 알 수 없는 수수께끼가 아니라 자연의 가장 복잡한 생물학적 현상으로 보게 될 것이다. 마음은 설명을 버텨낼 것이다. 장미의 향기가, 그 분자 구조가 밝혀졌음에도 여전히 달콤하듯이 말이다.

데이비드 J. 챌머즈

의식적 경험은 세상에서 가장 친숙한 동시에 가장 신비로운 무엇이다. 의식은 우리가 가장 직접적으로 알 수 있는 것임에도, 우리가 아는 다른 모든 것들과 그것을 화해시키기란 유난히 어렵다. 의식은 왜 존재할까? 의식의 역할은 무엇일까? 의식은 어떻게 뇌의 신경 과정에서 발생할까? 이런 질문들은 과학 중에서도 가장 흥미로운 축에 속한다.

객관적 관점에서, 뇌는 비교적 이해하기 쉬운 편이다. 이 페이지를 읽는 여러분의 내부에서는 다음과 같은 활동이 펼쳐진다. 광자들이 망막을 때리고, 전기적 신호들이 시신경을 지나 뇌의 다른 영역들로 전달되고, 마침내 웃거나 당황해 찡그리거나 발언하는 따위로 반응한다. 하지만 주관적인 측면도 있다. 이 페이지를 읽을 때, 여러분은 그것을 의식하고, 이미지들과 단어들을 자신의 개인적·정신적 삶의 일부로 직접 경험한다. 이미지들의 색깔과 모양은 여러분에게 생생한 인상을 남긴다. 그와 동시에, 어떤 감정들을 느끼면서 어떤 사고를 하고 있을지도 모른다. 그런 경험들은 한데 합쳐져 의식, 즉 마음의 주관적·내적 삶을 구성한다.

의식은 뇌와 마음을 연구하는 연구자들에게 오랫동안 외면당해 왔다. 객관성에 의존하는 과학은 의식처럼 주관적인 것을 다룰 수 없다는 것이 지배적인 시각이었다. 21세기 초에 지배적이었던, 심리학 분야에서의 행동주의 운동은 외적 행동에만 집중할 뿐, 내적인 정신적 과정에 대한 담론은 전혀 허락하지 않았다. 그 후 인지과학이 득세하면서 머릿속 과정들에 주의의 초점이 맞춰졌다. 그럼에도 의식은 제한구역 바깥에, 오로지 늦은 밤 술자리 한담에나 어울리는 것으로 치부되었다.

그러나 지난 몇 년간 점차 늘어나는 신경과학자, 심리학자, 그리고 철학자들은 의식이 연구 대상이 될 수 없다는 생각을 거부하면서 그 비밀을 파헤치기 위해 노력해왔다. 그처럼 새로운 분야에서는 응당 다양하고 상충하는 이론들이 뒤엉켜 있고, 기본 개념들은 종종 서로 모순되는 방식들로 이용된다. 그 엉킨 실타래를 풀어내려면 철학적 추론이 필수적이다.

신경과학과 심리학의 표준적 방법들로 의식을 설명할 수 있다는 환원주의적 이론부터 의식을 이해하는 것은 결코 불가능하다고 주장하는 이른바 신비주의적 입장까지, 그 분야를 보는 시각은 다양하다. 나는 밀착 분석을 통해 양쪽 시각 모두 오해임을 밝힐 수 있으며, 진실은 그 중간의 어딘가에 놓여 있다고 믿는다.

우선 환원주의에 대해, 나는 신경과학의 도구들이 의식적 경험을 속속들이 설명할 수는 없다는 주장으로 반박하겠다. 비록 많은 것을 제시할 수는 있지만 말이다. 신비주의에 대해서는, 새로운 이론을 통해 의식을 설명할 수 있다고 주장하겠다. 그 이론의 세부사항을 모두 아직 손에 넣지는 못했지만, 주의 깊은 추론과 지식을 바탕으로 한 몇몇 추론을 통해 전반적 본질은 어느 정도 드러낼 수 있다. 예를 들어, 어쩌면 그와 관련된 새로운 기본 법칙들이 존재할

지도 모르고, 정보라는 개념이 거기서 핵심 역할을 할 가능성도 있다. 이런 어렴풋한 계시들은 의식 이론이 우주와 우리 자신에 대한 시각에 놀라운 변화를 안겨줄 수 있음을 시사한다.

어려운 문제

연구자들은 '의식'이라는 단어를 많고도 다양한 방식들로 사용한다. 그 문제를 명확히 하려면 우선 그 명칭으로 한데 뭉뚱그려지는 문제들을 구분할 필요가 있다. 이를 위해, 나는 의식에 대한 '쉬운 문제들'과 '어려운 문제'를 구분하는 것이 유용하다고 믿는다. 쉬운 문제라고 결코 사소한 것은 아니며(실제로 심리학과 생물학의 많은 문제들과 마찬가지로 도전적이다), 핵심 수수께끼를 내포한 어려운 문제다.

의식의 쉬운 문제들이란 예를 들어 이런 것들이다. "인체가 어떻게 감각 자극을 식별하고 거기에 적절하게 반응하는가?" "뇌는 어떻게 수많은 다양한 원천들로부터 정보를 통합하고 이 정보를 이용해 행동을 통제하는가?" "인간은 어떻게 자신의 내적 상태를 언어화할 수 있는가?" 비록 이 질문들은 모두 의식과 유관하지만, 인지 체계의 객관적 기제들과 관련된 것들이다. 그 결과, 우리는 인지심리학과 신경과학 분야의 모든 지속적인 연구들이 그 질문들에 언젠가는 답을 내놓기를 당연히 기대한다.

그와는 대조적으로, 뇌에서 일어나는 물리적 과정이 어떻게 주관적 경험을 낳는가 하는 것은 어려운 문제다. 이 수수께끼는 사고와 지각의 내적 측면, 즉 주체가 사물들을 느끼는 방식과 관련된다. 예를 들어 무언가를 볼 때 우리는 생생한 파란색과 같은 시각적 감각을 경험한다. 또는 멀리서 들려오는 오보에의 형언할 수 없는 소리, 강렬한 통증, 반짝 스치는 행복감이나 생각에 빠진 한순간의 명상적 느낌을 상상해보라. 이 모든 것은 내가 의식이라고 부르는 것에 속한다. 이것들이 바로 마음의 진정한 수수께끼를 보여주는 현상들이다.

그 차이를 설명하기 위해, 오스트레일리아의 철학자 프랭크 잭슨(Frank Jackson)이 고안한 사고 실험을 제시한다. 23세기를 살아가는 신경과학자 메리가 색채 시각을 담당하는 뇌 과정에 관해 세계에서 가장 앞서가는 전문가라고 생각해보자. 하지만 메리는 평생을 흑백으로 이루어진 방 안에서 살았고 한 번도 다른 색채를 본 적이 없다. 그녀는 뇌의 물리적 과정, 즉 그것의 생물학, 구조와 기능에 관해 밝혀진 모든 지식을 가지고 있다. 이 지식 덕분에 그녀는 쉬운 문제에 관해 알아야 할 모든 것을 이해할 수 있다. 뇌가 어떻게 자극을 식별하고 정보를 통합하며 언어 보고를 내놓는지. 색채 시각에 대한 지식을 바탕으로 메리는 색상 이름이 빛 스펙트럼의 파장과 어떻게 서로 대응하는지 알고 있다. 그렇지만 여전히 메리가 알지 못하는, 색채 시각에 관한 핵심 사항이 존재한다. 예를 들어 붉은색과 같은 색채를 경험하는 것이 무엇인가 하는, 즉 뇌의 기능에 관한 물리적 사실로부터 추론해낼 수 없는, 의식적 경험에 관한 사실들이 존재한다는 것이다.

사실 의식적 경험에 왜 이런 물리적 과정이 동반되는지 아무도 모른다. 뇌가 특정 파장의 빛을 처리할 때, 우리는 왜 짙은 보라색을 경험하게 되는 걸까? 도대체 왜 우리는 경험이라는 걸 하는 것일까? 의식이 없는 오토마톤은 그와 동일한 과제를 수행할 수 없을까? 이런 것들이 우리가 의식 이론을 통해 답을 얻고 싶은 질문들이다.

신경과학으로 충분한가?

나는 의식이 뇌에서 생겨난다는 것을 부정하지 않는다. 예를 들어, 시각의 주관적 경험이 시각피질의 과정들과 밀접히 연관되어 있음을 안다. 그러나 당황스러운 것은 연결고리 자체다. 놀랍게도 주관적 경험은 물리적 과정에서 생겨나는 듯하다. 하지만 우리는 어떻게, 또는 어째서 그렇게 되는지 이해하지 못한다.

신경과학과 심리학에서 의식 관련 연구의 돌풍이 불고 있으니, 이 수수께끼가 명확해지고 있다고 생각할지도 모른다. 그러나 좀 더 자세히 들여다보면 현재의 연구는 대부분 의식의 쉬운 문제들만을 다루고 있다. 쉬운 문제들에서 이루어지는 진보는 환원주의적 시각에 자신감을 불어넣어 주지만, 어려운 문제에 관해서는 아무런 힘을 발휘하지 못한다.

샌디에이고 소재 솔크생물학연구소의 생물학자 프랜시스 크릭과 캘리포니아공과대학교의 크리스토프 코치가 제시한 가설들을 생각해보자. 그들은 의식이 대뇌피질의 뉴런들이 초당 40회 발화할 때 동기화되는 특정한 진동에서 생겨난다고 주장한다. 크릭과 코치는 그러한 현상이 우리가 지각한 어떤 물체의 서로 다른 속성들(예를 들어 색채와 모양)이 뇌의 각기 다른 영역에서 처리되지만 일관된 전체로 통합되는 방식을 설명해줄 수 있다고 믿는다. 이 이론에서, 정보의 두 단편은 동기화된 신경 발화들로 표상되면서 정확히 하나로 합쳐진다.

이 가설은 어쩌면 정보가 뇌에서 어떻게 통합되는가에 관한 쉬운 문제 중 하나를 설명해줄지도 모른다. 그렇지만 통합이 아무리 많이 일어나든, 동기화된 진동은 왜 꼭 시각 경험을 낳아야 할까? 이 질문은 그 이론이 아무런 실마리도 던져주지 못하는 어려운 문제를 내포하고 있다. 사실 크릭과 코치는 과연 과학이 그 어려운 문제를 풀 수 있는가에 관해 불가지론적 입장이다.

의식에 대한 최근의 거의 모든 연구에 그와 동일한 종류의 비판을 할 수 있다. 철학자 대니얼 C. 데닛(Daniel C. Dennett)은 1991년 그의 저서 《의식의 수수께끼를 풀다(Consciousness Explained)》에서, 뇌 속의 수많은 독립적 과정들이 결합해 지각된 사건에 대해 일관된 반응을 낳는 방식을 설명하는 정교한 이론을 펼쳤다. 이 이론은 우리가 어떻게 자신의 내적 상태에 대한 언어적 보고를 생성하는가를 설명하는 데는 많은 보탬을 주지만, 이런 보고들을 뒷받침하는 주관적 경험이 왜 존재해야 하는가에 관해서는 거의 말해주지 않는다. 다른 환원주의적 이론들과 마찬가지로, 데닛의 이론은 쉬운 문제들에 관한 것이다.

이런 쉬운 문제들의 중요한 공통점은, 그것들 모두가 인지 기능이나 행동 기능이 어떻게 수행되는가를 다룬다는 것이다. 결국 뇌가 어떻게 자극을 식별하고, 정보를 통합하며, 보고서를 만드는 등 과업을 수행하는가에 관한 질문들이다. 신경생물학이 적절한 신경 기제들을 구체화하고, 기능들이 어떻게 수행되는가를 보여주면, 쉬운 문제는 해결된다.

그와는 대조적으로 의식의 어려운 문제는 기능들이 어떻게 수행되는가 하는 문제를 넘어선다. 심지어 의식에 관여하는 모든 행동과 인지 기능이 설명되더라도 수수께끼는 여전히 남는다. 왜 이런 기능들의 수행에 의식 경험이 동반되는가? 어려운 문제를 어렵게 만드는 것은 바로 이 수수께끼다.

설명되지 않는 부분

일각에서는 어려운 문제를 해결하려면 새로운 물리적 설명, 말하자면 비선형 역학이나 신경과학의 새로운 발견 또는 양자역학을 도입해야 한다고 말한다. 그렇지만 이런 생각들은 정확히 동일한 어려움에 맞닥뜨린다. 애리조나대학교의 스튜어트 R. 해머로프(Stuart R. Hameroff)와 옥스퍼드대학교의 로저 펜로즈의 가설을 생각해보자. 그들은 뉴런 내의 단백질 구조인 미소관에서 일어나는 양자물리학 과정에서 의식이 생성된다고 주장한다. 그런 가설이, 해머로프와 펜로즈의 가설처럼 뇌가 어떻게 결정을 내리는지, 심지어 뇌가 어떻게 수학 정리를 입증하는지에 대한 설명으로 이어지리라는 것은 (그럴싸하지는 않아도) 가능하다. 그렇지만 그게 설령 사실이라 해도, 그 이론은 이런 과정들이 어떻게 의식적 경험을 낳는지에 관해서는 침묵을 지킨다. 사실 물리학적 과정에만 기초한 모든 의식 이론에서는 이와 동일한 문제가 발생한다.

문제는, 물리 이론들이 물리계가 왜 특정 물리적 구조를 가졌으며 어떻게 다양한 기능을 수행하는지를 설명하는 데 가장 적합하다는 것이다. 과학에서 대부분의 문제들은 이러한 형태를 띠고 있다. 예를 들어 생명을 설명하려면 물리계가 어떻게 재생산, 적응, 그리고 신진대사를 하는지를 설명할 필요가 있다. 하지만 의식은 완전히 다른 종류의 문제다. 그것은 구조와 기능에 대한 과학적 설명을 넘어서기 때문이다.

물론 신경과학은 의식에 대한 연구와 무관하지 않다. 우선, 그것은 의식의 신경상관자(의식 경험과 가장 직접 관련된 뇌 과정)의 본질을 밝혀줄지도 모른다. 심지어 뇌에서 일어나는 구체적 과정들과, 그와 관련된 경험의 요소들 사이의 상세한 대응을 보여줄지도 모른다. 그렇지만 이러한 과정들이 왜 애초에 의식 경험을 낳는지 알지 못하면, 조지프 르바인(Joseph Levine)의 표현을 빌리자면, 우리는 물리적 과정과 의식 사이에 존재하는 빈틈을 설명하지 못한다. 그 빈틈을 뛰어넘으려면 새로운 이론이 필요하다.

대안을 찾고자 할 때, 중요한 사실은 과학의 모든 실체가 좀 더 기본적인 실체들을 가지고 설명되지는 않는다는 것이다. 예를 들어 물리학에서 시공간, 질량과 전하(이외에도 많이 있지만)는 세계의 근본 요소들로 여겨지는데, 이것은 그것들이 더 간단한 것으로 환원될 수 없기 때문이다. 이 환원 불가능성에도 불구하고, 상세하고 유용한 이론은 기본 법칙을 이용해 이런 실체들을 상호 관련짓는다. 이러한 요소와 법칙들은 한데 모여 엄청나게 다양하고 복잡미묘한 현상들을 설명해준다.

모든 것의 참된 이론

많은 사람들이 물리학이 우주의 근본 요소들과 법칙들의 전체 목록을 가지고 있다고 생각한다. 물리학자 스티븐 와인버그(Steven Weinberg)가 1992년에 발표한 저서 《최종 이론의 꿈(Dreams of a Final Theory)》에서 말했듯, 물리학의 목표는 우주에 관해 알 수 있는 모든 것을 끌어낼 수 있는 "모든 것의 이론"이다. 그렇지만 와인버그는 의식에는 문제점이 하나 있다고 인정한다. 물리 이론이 아무리 강력해도, 의식의 존재는 물리 법칙으로부터 도출할 수 있을 것 같아 보이지 않는다. 와인버그는 물리학이 결국 자신의 이른바 '의식의 객관적 상관자(즉 신경상관자)'를 설명할 수 있다고 주장함으로써 물리학을 옹호한다. 물론 이것이 의식 자체를 설명하는 것은 아니다. 의식의 존재가 물리 법칙으로부터 도출되지 않는다면, 물리학 이론은 모든 것의 참된 이론이 아니다. 따라서 최종 이론은 반드시 또다른 근본 요소를 포함해야만 한다.

이를 위해, 나는 의식 경험을 더 근본적인 것으로 환원할 수 없는 근본 요소로 간주할 것을 제시한다. 이 생각이 처음에는 이상하게 들릴 수 있겠지만, 일관성을 위해서는 반드시 필요한 듯하다. 19세기에 전자기 현상이 이전에 알려진 원리들로는 설명될 수 없다는 것이 드러났다. 그 결과, 과학자들은 전자기 전하를 새로운 근본적 실체로 받아들이고 관련된 근본 법칙들을 연구했다. 비슷한 추론을 의식에도 적용해야 한다. 만약 기존의 근본 이론들이 그것을 아우를 수 없다면, 새로운 이론이 필요하다.

근본 요소가 존재한다면 근본 법칙도 존재한다. 이 경우, 그 법칙은 반드시 경험을 물리 이론의 요소들과 관련지어야 한다. 이런 법칙들은 거의 물리계의 법칙들과 상충하지 않을 것이 분명하다. 물리계의 법칙들은 그들 자체로 닫힌 계를 이루는 듯하다. 그보다 그 법칙들은 경험이 어떻게 그 기저에 놓인 물리 법칙들에 의존하는가를 구체적으로 보여주는 다리 역할을 할 것이다. 이 다리가 바로 설명의 빈틈을 채워줄 것이다.

따라서 완전한 이론은 두 가지 요소를 갖게 될 것이다. 하나는 미시적인 것에서 우주론에 이르는 물리계의 행동을 말해주는 물리 법칙이고, 다른 하나는 그런 시스템의 일부가 어떻게 의식 경험과 관련되는가를 알려주는, 이른바 심리물리학 법칙이다. 이 두 가지 요소가 합쳐져 모든 것의 참된 이론을 구성할 것이다.

그런 심리물리학 법칙이 존재한다고 치면, 우리는 그것을 어떻게 발견할까? 여기서 가장 큰 장애물은 데이터의 부족일 것이다. 앞서 묘사했듯이, 의식은 주관적이어서 타인들에게 직접 확인할 방법이 없다. 그렇지만 이 어려움은 장애물이지 막다른 골목이 아니다. 우선 우리 각자는 자신의 경험에 접속할 수 있는데, 이는 이론 형성에 이용할 수 있는 풍부한 자료다. 또한 피험자들이 자신의 경험을 묘사한 간접 정보에도 의존할 수 있다. 철학적 토론과 사고 실험들 또한 한몫을 담당할 수 있다. 그런 방법들에는 제약이 따르지만, 그 정도면 시작하기에 충분하다.

이런 이론들은 결정적으로 검증이 불가능하므로, 불가피하게 전통적 과학 분야에 비하면 좀 더 사변적일 것이다. 그럼에도 우리 자신의 일인칭 경험을 적절히 설명하기 위해 피험자 보고의 증거들과 마찬가지로 그것들을 엄격히 다루지 않을 이유가 없다. 만약 우리가 어떤 이론이 똑같이 단순한 다른 이론보다 그 데이터에 더 적합하다는 사실을 발견한다면, 그 이론을 받아들이는 것이 합리적이다. 심지어 현재는 그 데이터에 들어맞는 이론이 단 하나도 없는 상황이므로, 검증 가능성을 우려하기는 이르다.

우리는 물리적 과정을 일상적 수준의 경험과 관련짓는 높은 수준의 교량 법칙들을* 살펴봄으로써 시작할 수도 있다. 우리가 무언가를 의식하면 보통 그것을 바탕으로 행동하고 그것에 관해 말할 수 있다(객관적·물리적 기능들)는 사실로부터 그런 법칙의 기본 틀이 나올 수도 있다. 역으로, 행동과 발화에 직접 이용 가능한 정보는 보통 의식적인 정보다. 따라서 의식은 우리가 '자각'이라고 하는 것과 밀접한 관계가 있다. 자각이란 발화와 신체 움직임 같은 운동 과정들이 뇌내 정보를 총체적으로 이용할 수 있게 하는 과정이기 때문이다.

*bridging laws. 상위 수준의 현상과 하위 수준의 현상을 동일한 것으로 놓는 법칙.

객관적 자각

자각이란 개념은 사소해 보일지도 모른다. 그렇지만 앞서 정의했듯, 자각은 객관적이고 물리적인 반면 의식은 그렇지 않다. 말을 할 수 없는 동물들과 유아들을 대상으로 자각이라는 개념을 확장하려면 좀 더 엄밀하게 정의해야 한다. 그렇지만 적어도 친숙한 사례들에서는 심리물리학 법칙의 윤곽을 개략적으로 볼 수 있다. 자각이 있으면 의식이 있고, 그 반대도 마찬가지다.

이런 식의 추론에서 한 발 더 나아가, 의식 경험에 내재하는 구조를 생각해 보자. 예를 들어 시야의 경험은 지속적으로 변화하는 색채와 모양과 패턴들의 모자이크이므로, 상세한 기하학적 구조를 가지고 있다. 우리는 이 구조를 묘사할 수 있고, 그 구성 요소들 중 다수에 접근할 수 있으며, 그것을 바탕으로 다른 행동을 할 수 있다. 이러한 사실은 구조가 객관적 인식의 신경 처리 과정을 통해 뇌에서 이용 가능한 정보의 구조와 직접 대응한다는 뜻이다.

그와 비슷하게 색에 대한 경험은 고유한 3차원 구조를 가지는데, 이는 뇌의 시각피질에 존재하는 정보 처리 구조에 반영된다. 이 구조는 화가들이 사용하는 색원판과 색상표를 가지고 설명할 수 있다. 한 축에는 빨간색에서 녹색, 다른 축에는 파란색에서 노란색, 또 다른 축에는 검은색에서 흰색으로 체계적 패턴을 이루어 배열돼 있다. 색원판에서 서로 가까이 있는 색채들은 비슷한 것으로 경험된다. 그것들은 뇌에서 비슷한 지각적 표상들에 대응할 가능성이 매우 높은데, 이는 아직 완전히 이해할 수 없는 뉴런들 간의 복잡한 3차원 부호 체계의 일부다. 우리는 기본 개념을 구조적 일관성의 원리에 따라 재정의할 수 있다. 의식 경험의 구조는 자각할 때의 정보 구조에 반영되고, 그 반대 또한 마찬가지다.

또 다른 심리물리학 법칙의 후보는 조직 불변의 원리다. 동일한 추상적 조직을 가진 물리계는, 그 구성 요소가 무엇이든 상관없이 동일한 종류의 의식 경험을 야기한다는 가정이다. 예를 들어 뉴런들 간의 정확한 상호작용을 실리콘 칩으로 복제할 수 있다면, 동일한 의식 경험이 생성될 것이다. 이 개념은 다소 논쟁적이지만, 나는 실리콘 칩이 뉴런을 점진적으로 대체하는 사고 실험을 통해 강력하게 뒷받침할 수 있다고 믿는다. 이 주장의 놀라운 함의는, 어쩌면 기계도 언젠가는 의식을 가질 수 있다는 것이다.

의식 이론

의식 이론의 최종 목표는 물리학의 근본 법칙과 비슷한, 일련의 단순하고 우아한 근본 법칙이다. 그러나 위에 묘사된 법칙들은 근본적인 것 같지는 않아 보인다. 그보다는 열역학이나 운동학 같은 거시적인 물리학 법칙들과 비슷한 상위 수준의 물리 법칙들로 보인다. 과연 그 바탕에 놓인 근본 법칙은 무엇일까? 그 누구도 모르지만, 한번 생각해봐서 안 될 이유는 없으리라.

나는 심리물리학의 제1 법칙의 중심에는 정보의 개념이 있다고 본다. 1940년 대에 매사추세츠공과대학교의 클로드 E. 섀넌(Claude E. Shannon)이 제시한 추상적 개념에 따르면 정보는 서로 유사성과 차이점을 지닌, 어떤 기본 구조를 갖춘 개별 상태들의 집합이다. 우리는 정보 상태의 한 예로 10비트로 된 2진 부호를 떠올릴 수 있다. 이런 정보 상태는 물리 세계에 구현될 수 있다. 이것은 물리적 상태(예를 들어 전압이나 말)에 대응할 때마다 일어나고, 그들 간의 차이는 전화선과 같은 경로를 통해 전송된다.

우리는 또한 의식 경험에 구현된 정보를 발견할 수도 있다. 예를 들어 시야에 잡힌 색채 조각들의 패턴은 컴퓨터 화면을 뒤덮은 화소들의 패턴과 유사해 보일 수 있다. 흥미롭게도 우리는 의식 경험과, 뇌 기저의 물리적 과정에서 동일한 정보 상태가 구현된 것을 발견할 수 있다. 예를 들어 색으로 된 공간의 3차원 부호화는, 색 경험의 정보 상태가 뇌의 정보 상태와 직접적으로 대응한다는 것을 시사한다. 따라서 그 두 가지 상태를 물리적 처리 과정과 의식 경험 모두에 동시에 구현된, 단일한 정보 상태의 서로 다른 측면으로 간주할 수 있다.

정보의 측면

거기서 자연스럽게 한 가지 가설이 나온다. 정보, 또는 적어도 일부 정보는 두 가지 기본 측면, 즉 물리적 측면과 경험적 측면을 갖는다는 것이다. 이 가설은 물리적 처리 과정과 경험의 관계를 뒷받침하는 근본적 원리라는 지위를 갖는다. 우리가 발견하는 모든 의식 경험은 정보 상태의 한 측면으로 존재하며, 뇌의 물리적 처리 과정에는 그 정보의 다른 측면이 구현된다. 만족스러운 이론이 되기 위해서는 이 가설을 뒷받침해 주는 근거가 좀 더 필요하다. 하지만 이 가설은 앞서 거론된 법칙들(예컨대 동일한 조직을 가진 시스템은 동일한 정보를 구현한다)과 잘 들어맞으며, 우리 의식 경험의 수많은 특성을 설명해줄 수 있다.

적어도 그 생각은 몇몇 다른 이론들과 조화를 이루며, 정보가 우주의 물리학에 근본적이라는 물리학자 존 A. 휠러(John A. Wheeler)의 생각과도 부합한다. 물리학 법칙들은 어쩌면 정보 개념들로 묘사될 수 있을 것이다. 그럴 경우, 물리학 법칙과 심리물리학 법칙 양쪽의 개념들을 만족스럽게 조화시킬 수 있을 것이다. 나아가 물리학 이론과 의식 이론이 결국 단일하고 더 원대한 정보 이론으로 통합될지도 모른다.

정보의 편재성에서 잠재적인 문제가 발생할 수 있다. 예를 들어 심지어 온도조절기도 정보를 구현하지만, 그것은 의식이 있는가? 두 가지 대답을 생각해볼 수 있다. 우선, 물리적으로 처리되는 방식을 기준으로 일부 정보만이 경험적 측면을 갖도록 근본 법칙을 제한할 수 있다. 다른 한 가지는 그 문제를 정면으로 들이받고 모든 정보가 경험적 측면을 가진다고 인정하는 것이다. 복합적 경험 처리 과정이 있으면 복합적 경험이 있고, 단순한 정보 처리 과정이 있으면 단순한 경험이 있다. 이것이 사실이라면 온도조절기조차 비록 기본 색상 경험보다 훨씬 단순하고, 아무런 감정이나 사고가 뒤따르지 않는다 해도 경험이란 걸 할 수 있다. 처음에는 기묘해 보이겠지만, 경험이 진정 근본적이라면 그것이 보편성을 갖는다고 상정할 수 있다. 어떤 경우에든, 이런 대안들 사이의 선택은 어느 것이 가장 강력한 이론으로 통합될 수 있느냐에 달려 있다.

물론 그런 생각이 몽땅 틀렸을 수도 있다. 그런가 하면 우리 뇌의 물리적 처리 과정을 바탕으로 의식 경험의 정확한 구조를 예측하는, 좀 더 강력한 가설로 발전할지도 모른다. 만약 이 프로젝트가 성공한다면 그 이론을 받아들이는 게 합리적일 것이다. 만약 실패한다면 다른 경로를 모색하면 된다. 또 다른 근본 법칙을 발전시킬 수도 있다. 이렇게 하다 보면 언젠가는 마음의 가장 커다란 수수께끼를 풀 수 있을 것이다.

2-3 논쟁 : 의식은 어떻게 발생하는가?

크리스토프 코치·수전 그린필드

이 논쟁에서는 두 선도적인 신경과학자들이 주관적 경험을 하는 동안 뇌에서 일어나는 활동에 관해 의견을 달리한다. 크리스토프 코치의 이론은, 의식 경험이 일어나면 특정 뇌 영역에 존재하는 고유한 뉴런 집단이 구체적인 방식으로 발화한다는 것이다. 수전 그린필드의 이론은, 의식 경험이 일어나면 뇌 전역의 뉴런들이 공동 작용하는 연합체로 동기화했다가 흩어진다는 것이다.

두뇌 처리 과정이 어떻게 의식으로 변환되는가는 과학이 아직 풀지 못한 가장 큰 문제 중 하나다. 과학적 방법은 빅뱅 직후의 사건을 묘사하고 뇌의 생화학적 너트와 볼트들을 풀어낼 수 있었지만, 주관적 경험이 어떻게 만들어지는가를 만족스럽게 설명하는 데에는 실패했다.

신경과학자로서 우리 둘 다 이 수수께끼를 푸는 것을 삶의 목표로 삼아 왔다. 우리는 다수의 공통된 관점을 갖고 있는데, 그중에는 의식의 문제가 한 가지가 아니라는 중요한 인식도 포함된다. 의식에 관해서는 수많은 현상을 설명해야 한다. 특히, 자의식(자신의 욕망과 사고를 스스로 돌아보는 능력), 의식의 내용(우리가 어떤 순간에든 실제로 의식하는 대상), 그리고 뇌 처리 과정이 의식과 무의식에 어떻게 관여하는가를.

그렇다면 그 해답을 어디서 찾기 시작할까? 신경과학자들은 아직 뉴런의 전기적·화학적 활동들로부터 의식이 나타나는 과정을 정확히 설명할 수 있을 정도로 뇌의 내부 작용에 관해 제대로 알지 못한다. 따라서 무엇보다 중요한 첫 번째 단계는 그와 가장 부합하는 의식의 신경상관자(NCC, 구체적인 의식 경험과 일치하는 뇌 활동)를 결정하는 것이다. 당신이 개를 보고 있다는 걸 아는 것은 뇌의 어느 뉴런들에서 무슨 일이 일어났기 때문인가? 불현듯 슬픔이 찾아올 때, 당신 뇌에서는 무슨 일이 일어났는가? 우리 둘 다 개인이 경험할 수 있는 주관적 경험의 신경세포를 찾으려 노력하고 있다. 바로 여기가 우리가 갈라서는 지점이다.

NCC를 둘러싼 우리의 의견 대립은 2006년 여름 옥스퍼드대학교에서 벌인 열띤 논쟁에서 비롯되었다. 샌안토니오 소재 마인드사이언스재단(Mind Science Foundation)이 후원하는 행사였다. 그 이후 우리는 연구를 계속하면서 서로의 견해에 도전했고, 이 글은 그 대화의 산물이다. 그럼에도 우리를 하나로 묶어주는 공통점이 하나 있다. 우리의 견해는 철학뿐만 아니라 주로 신경과학에서 나온다는 것이다. 우리 둘 다 엄청난 양의 신경과학, 임상, 그리고 심리학적 데이터를 검토해왔고, 우리의 논의는 이런 관측들을 바탕으로 한 것이다.

코치가 말하다

"특정 뉴런 연합체가 별개의 의식 경험을 매개한다."

수전 그린필드와 나는 둘 다 가장 적절한 의식의 신경상관자를 찾고 있다. 올바른 NCC를 찾을 수만 있다면 아마도 의식을 생성하는 직접적 인과관계를 알 수 있을 것이다.

프랜시스 크릭과 함께 의식을 탐구하기 시작한 1988년 이후로 발전해온 내 견해는, 모든 의식적 지각 대상(뇌가 감각으로부터 자극을 표상하는 방식)에는 구체적인 방식으로 행동하는 특정 뉴런 연합체가 관여한다는 것이다. 붉은색 조각을 보거나 자기 할머니를 보는 고유한 의식의 신경상관자가 따로 있고, 분노의 느낌을 담당하는 신경상관자가 따로 있다는 것이다. 어떤 의식의 신경상관자를 동요시키거나 멈출 수 있다면 관련된 지각 대상을 변화시키거나 아예 사라지게 만들 수도 있을 것이다.

심리학적으로 NCC의 가능성 있는 기질(基質)은 대뇌피질 속 피라미드형 뉴런들(먼 거리까지 소통하는 뉴런의 한 형태)의 연합체다. 어쩌면 이런 연합체 하나를 형성하는 데는 그런 뉴런들 중 겨우 100만 개(우리 머릿속의 전체 뉴런 수는 500억~1000억 개)면 충분할 수도 있다. 말하자면 수전이 붐비는 방에 들어오고 내가 그녀의 얼굴을 볼 때, 한 뉴런 연합체가 갑자기 몇 분의 1초 정도 함께 떠든다. 그 연합체는 피질 뒤편에 가 닿고, 거기서 일차적으로 시각 자극들의 표상이 처리된 후, 관점을 제공하고 계획을 세우는 등의 집행 기능을 하는 피질 앞부분으로 향한다. 내 망막에 맺힌 그녀의 상에 내가 주의를 기울인다면 그 연합체는 강화될 테고, 선택된 뉴런들 사이의 진폭이나 동기성도 강화될 것이다. 그 연합체는 자신을 유지하고, 피질 앞뒤의 뉴런들에게 자극 신호를 보냄으로써 경쟁 연합체들을 억제할 것이다. 이때 갑자기 누군가가 내 이름을 부르면, 청각피질의 다른 뉴런 연합체들이 생성된다. 이 연합체는 뇌 앞부분과의 쌍방향 소통을 구축하고 그 목소리에 내 의식의 초점을 맞추면서 수전의 얼굴을 표상하는 이전의 연합체를 억제한다. 억제된 것은 곧 내 인식에서 사라진다.

유기체가 특정 장치를 발전시킨다는 것은 생물학의 보편적 교훈이며, 이는 뇌에도 해당한다. 신경세포들은 수많은 모양과 기능, 그리고 그들 간의 특수한 발화 패턴들을 발달시켜 왔다. 이러한 이질성은 NCC를 구성하는 뉴런들에 반영된다. 내 의견이 수전과 가장 크게 갈라지는 것이 바로 이 지점이다. 나는 그녀와는 달리 의식을 신경 전달 물질 용액에 적셔진, 커다란 뉴런 연합체의 발화라는 전일론적 개념으로 보지 않는다.*

나는 특정 뉴런 연합체가 각자 다른 의식 경험을 중재하거나 심지어 생성한다고 주장한다.

*전일론은 전체가 부분의 합보다 크다는 생각이다.

그리고 뉴런 연합체를 섬세하게 조작하는 신경과학자들의 능력이 점차 향상되고 있으므로, 곧 특수한 의식 상태가 어떤 신경 활동과 연관되는지를 관찰하는 수준에서 그 인과관계를 명확히 밝히는 수준으로 도약할 수 있을 것이다 (어떤 군집이 의식 상태를 부분적으로나 전체적으로 담당하는 것을 관찰하는 것).

그렇지만 어떤 뉴런 집합이, 그리고 그들 사이에서 일어나는 어떤 활동이 의식의 지각 대상을 구성하는지를 어떻게 결정할 수 있을까? NCC는 언제든지 대뇌피질에 존재하는 모든 피라미드형 뉴런들에 관여하지 않는가? 아니면 그저 전두엽과 뇌 뒷부분에 존재하는 감각피질 사이의 장거리 투사세포 (projection cell) 하위 집합에만 관여하는가? 아니면 어디서나 동기화되어 발화되는 뉴런들에 관여하는가?

현재 NCC에 대한 연구는 대부분 시각에 집중해왔다. 시각심리학자들은 우리의 의식적 지각으로부터 물건을 숨기는 기법을 갈고닦아서, 마치 마법사처럼 바로 눈앞에서 일어나는 것을 보지 못하도록 우리를 속일 수 있다. 플래시 억제가 한 예로, 2005년 내가 대학원생인 나오쓰구 쓰치야와 함께 발견한 현상이다. 한쪽 눈에 보이는 작고 멈춰 있는 이미지에 대한 지각은(말하자면 흐릿하고 회색의 화난 얼굴을 오른쪽 눈에 투사하면) 다른 눈에 보이는, 지속적으로 색깔이 변하며 깜빡이는 조각들의 흐름에 의해 완전히 억제된다. 왼쪽 눈을 깜빡이면 무서운 얼굴을 완벽하게 볼 수 있는데도, 이 억제는 몇 분간 지속될 수 있다. 비록 일차 시각피질 뉴런들의 집합이 왼쪽 눈에서 오는 자극에 반응해 맹렬히 발화하더라도, 그들은 의식에 기여하지 못한다. 이러한 결과는 많은 수의 뉴런에 의한 일관된 발화가 의식의 상관자라는 수전의 시각으로는 설명하기 어렵다. 연구자들은 그런 착시 현상을 이용해 훈련된 원숭이와 인간의 뇌에서 NCC를 찾고자 노력하고 있다.

프랜시스가 작고하기 전, 나는 그와 함께 실험 결과를 바탕으로 의식의 작용 방식에 관해 몇 가지 가설을 내놓았다. 하나는 대뇌피질의 출력 담당 영역, 이른바 피질 5층에 전략적으로 위치한 피라미드형 뉴런이 NCC에 포함된다는 것이다. 이들 세포는 다른 영역에 있는 또 다른 피라미드형 뉴런 집합에 신호를 보내고, 또한 그들로부터 강한 흥분성 입력을 직접 받는다. 그리하여 한 번 생성된 뉴런 연합체가 다른 뉴런 연합체에 의해 억제되기 전까지 지속적으로 발화하는, 양성의 되먹임 폐회로가 만들어질 수 있다. 또한 이 연합체는 몇 분의 1초 단위로 발화하는데, 이는 단일한 뉴런 발화에 비해 의식적 자각에 소요되는 시간 단위에 훨씬 더 가깝다.

뉴런 연결망에 관한 이러한 개념은 마운트시나이의 스튜어트 C. 실폰(Stuart C. Sealfon)과 컬럼비아대학교의 제이 A. 킹그리치(Jay A. Gingrich)의 지도 아래 마운트시나이의과대학, 컬럼비아대학교, 그리고 뉴욕주립심리학연구소의 연구자들이 실시한 연구 결과에 의해 뒷받침되었다. 실폰의 팀과 킹그리치의 팀은 유전자 조작된 생쥐들을 이용해 LSD, 실로시빈(psilocybin, 버섯 함유물), 메스칼린(mescaline) 같은 환각제가 피질 5층에 모여 있는 피라미드 세포들에서 발견되는 세로토닌 수용체 분자를 바탕으로 활동한다는 것을 보여주었다. 환각성 복합물질의 마음을 변화시키는 효과가, 특정 뉴런 집합에 대응해 한 유형의 수용체가 활성화된 데서 유발된다는(어떤 전일론적 방식으로 뇌의 회로들을 "뒤죽박죽으로 만드는" 것이 아니라) 가설은 영향을 받는 뉴런의 정확한 집단을 골라낼 수 있을 때까지 5층 피라미드 세포들을 켜고 끌 수 있는 분자 기구가 있다면 더 확실히 검증될 수 있다.

NCC가 의식을 어떻게 뒷받침하는가에 대한 두 번째 제안은 피질 내의 얇은 천 같은 구조로 된 전장(前障)과 관련이 있다. 이 구조를 구성하는 뉴런들은 놀랍게도 피질의 거의 모든 영역에서 오는 입력을 받아들이고, 마찬가지로 거의 모든 영역들로 투사한다. 이 구조는 어쩌면 감각 피질의 활동을 단일하고 일관된 지각 대상과 묶기에 완벽한 조건일 수도 있다.

이러한 생각들을 발전시키려면, 신경과학자들은 많은 영역에 걸쳐 아주 많은 뉴런들의 수다스러운 전기적 활동을 표본화해야 한다. 이 작업은 섬세하고 어렵지만, 전극의 소형화 덕분에 가능해지고 있다. 초기의 노력들은 특정 뉴런 집단이 우리의 일상 경험을 형성하는 지각의 유형을 표현한다는 것을 분명히 보여주었다.

그렇다고 실험실 접시에서 배양되는 뉴런 한 개, 100개, 심지어 100만 개가 의식을 가졌을 수 있다는 뜻은 전혀 아니다. 뉴런은 방대한 연결망의 일부로, 오로지 그 맥락 안에서만 의식이 생성될 수 있다. 이해를 돕기 위해 비유를 들어 보자. 세포 안의 DNA 분자들은 우리 몸속의 단백질 구성을 알려주지만, 그런 단백질을 구성하고 유지하려면 세포 안에 다른 분자들도 많이 있어야 한다.

뉴런 연합체의 다양한 범위와 출처, 기원은 또한 유아, 성인, 동물들의 의식이 왜 다른가를 설명할 수 있다. 어떤 연합체가 존재할 수 있으려면 반드시 지속적으로 활동하고, 피질과 그 주변 구조들에 신경 전달 물질을 비롯한 물질들을 퍼뜨리는 뇌간과 시상(감각 입력들을 피질로 중계하는)의 각성 회로들이 존재해야 한다. 각성 회로들이 침묵하면(깊은 잠에 빠져 있거나 마취 상태거나, 언론을 사로잡은 식물인간 상태에 빠진 테리 시아보의 그것과 비슷한 외상을 겪고 있거나), 어떤 안정적인 피질 뉴런 연합체도 깨어날 수 없고, 그 사람은 의식을 가지지 못한다.

　비록 이 모델은 생리학적 실험을 통해 검증 가능하지만, 그것이 일련의 원리들을 바탕으로 성립된 이론이 아니라는 비판은 유효하다. 즉, 그것은 어떤 유형의 시스템이 의식 경험을 갖게 되는지 예측하지 못한다. 신경과학은 물리적 척도를 바탕으로 초파리, 개, 착상된 지 5개월 된 태아, 신체 반응이 없는 알츠하이머 환자, 월드와이드웹 등의 유기체 중 어느 것이 의식을 가졌는지를 예측할 수 있는 이론이 필요하다.

　위스콘신매디슨대학교의 줄리오 토노니(Giulio Tononi)를 비롯한 일부 전문가들은 그런 이론을 세우기 위해 노력 중이다. 그렇지만 우리가 뇌에 관해 아는 것은 아직 너무나 빈약해서 사변만이 가능하다. 오늘날의 기술로 검증될 수 있는 구체적 가설들은 유용할 것이다. 프랜시스가 입버릇처럼 말했듯, 그와 제임스 왓슨(James Watson)의 1953년 DNA 이중나선 구조 발견을 낳은 것은, 분자에서 유전 정보가 어떻게 부호화되는지에 대한 이론이 아니라 실험이었다.

　근본적으로 나는 신경 활동에서 일어나는 양적이 아닌 질적인 차이가 의식을 낳는다고 설명한다. 중요한 것은 수전이 강조하듯, 관련된 뉴런의 수 자체가 아니라, 그것이 표상하는 정보의 복합성이다. 어떤 구체적 인식을 위해서는 강력하게 활성화되는 뉴런의 무작위 집합이 아니라 뉴런의 특정 연결망이 필요하다. 나아가 완전한 의식을 가지려면 뉴런 연합체는 기억, 계획 그리고 언어에 관여하는 전엽뿐만 아니라 피질 뒤편의 감각 표상을 모두 포괄해야 한다. 뇌가 작동할 수 있는 것은 그 전체로서의 성질만이 아니라 뉴런들이 놀랍도록 구체적이고 고유한 패턴들로 배치되어 있기 때문이기도 하다. 이들 패턴은 유전자에 각인된 조상들의 정보와 더불어 한 유기체가 일생 동안 습득해온 정보들을 표상한다. 충분한 수의 뉴런이 함께 활성화되는 것은 필수적이지 않지만, 그에 맞는 뉴런이 활성화되는 것은 중요하다.

그린필드가 말하다

"의식은 뇌의 전일론적 기능의 양적 증가에서 생겨난다."

만약 의식의 신경상관자가 크리스토프 코치가 제시하듯 그저 특정 뉴런들의 방전이라면, 의식은 뉴런 그 자체 내에 존재한다. 그렇지만 크리스토프는 그런 뉴런들이나 영역들이 다른 것들과 비교해 어떤 질적 성질을 가졌는지에 관해 아무런 설명도 하지 않는다. 게다가 100만 개의 뉴런도 '방대한 연결망'에 속하지 않고는 의식을 생성할 수 없다면, NCC를 찾아내야 하는 어려움은 곧 이런 연결망이 무엇인지를 설명해야 하는 어려움이 된다. 크리스토프가 다양한 형태의 의식을 담당하는 뇌의 구체적 연결 관계를 찾으려 하는 것은 21세기판 골상학의 우를 범하는 것이라 할 수 있다. 그 시각에 따르면 각 기능은 각 뇌의 영역(특히 피질의)과 직접 관련된다. 조류를 비롯해 많은 종들이 대뇌 피질을 가지고 있지 않음에도 의식이 있는 것으로 간주된다는 사실을 감안하면 피질에 대한 그의 열의를 좀 누그러뜨릴 필요가 있다. 심지어 그런 구분이 가능하더라도, 의식이 어떻게 생겨나는지를 설명해주지 못할 것이다.

나는 의식이 다른, 병렬적 경험들로 나뉠 수 없다고 본다. 사실 우리는 시각적 자극이 드는 방식을 바꿀 수 있음을 알고 있으며, 그 반대도 사실임을 안다. 감각중추의 이런 부분들의 결합은 시각 의식이 따로 작용한다는 것 같은 생각에 반대한다. 무엇보다 중요한 것은, 의식이 있든가 없든가 둘 중 하나라는 것이다. 크리스토프의 실험실에서, 피험자들의 뉴런에 실험을 하는 동안 피험자들은 의식을 가지고 있다. 따라서 그 실험이 조작하는 것은 의식이 아니라 의식의 내용물이다. 그 실험 결과에 대한 설명은 사실 "관심이란 무엇인가?"라는 질문에 대답하려는 것이다. 확실히 유효한 질문이긴 하지만, "의식이란 무엇인가?"와는 다른 질문이다. 나는 최고의 NCC를 규정할 수 있으려면 의식과 무의식의 차이를 설명해야 한다는 데 의견을 같이한다.

의식을 마법처럼 설명해줄, 특정 뇌 영역이나 뉴런 집합의 속성은 존재하지 않는다는 게 나의 기본 입장이다. 그리고 진정 견고한 의식의 상관자로 인정받으려면 뉴런 처리 과정은 반드시 다양한 일상적 현상들을 설명할 수 있어야만 한다. 알람시계의 효과, 마취제의 작용, 꿈과 생시의 구분, 자의식의 존재, 인간 의식과 동물 의식이 어떻게 다른가, 그리고 배아 의식이 존재하는가 같은 것들을 포함해서 말이다. 의식을 보는 좀 더 타당한 시각은, 그것이 뇌의 또 다른 질적 속성이 아니라 뇌의 전일론적 기능의 양적 증가에 의해 나타난다는 것이다. 의식은 뇌와 더불어 성장한다.

하지만 이 과정의 핵심인 뉴런의 메커니즘은 무엇인가? 처리 과정과 관련해 의식의 상관자를 밝혀내려는 시도는 다양한 발견으로 인해 고무되어 왔다. 독일의 신경생리학자 볼프 싱어(Wolf Singer)의 발견도 그중 하나다. 싱어는 시상과 대뇌피질 사이에 존재하는 거대한 뉴런 집단이 초당 40회의 빈도로 일시적으로 함께 발화한다는 것을 보여주었다. 그렇지만 실험실 접시에서 산 채로 유지되는 조직에서도 이와 같은 활동이 일어날 수 있기 때문에, 의식에는 한 가지 부가 조건이 반드시 필요하다.

뉴욕대학교 의과대학병원의 신경과학자 로돌포 리나스(Rodolfo Llinas)는 최근에 이러한 일시적인 합동 발화가 시상과 대뇌피질 사이에 의식을 유지하기 위해 함께 작용하는 두 개의 상보적 폐회로를 만든다는 설을 제시했다. 의식은 의식의 내용물에 관여하는 '구체적' 시스템과, 의식의 각성 및 명료함에 관여하는 '비구체적' 시스템의 연합 작용으로 유지된다는 것이다. 이는 실제로 알람시계의 강력한 감각 자극이 왜 완전한 의식을 촉발하는가에 대한 설명을 제시한다. 뿐만 아니라 리나스의 모델은 꿈속의 의식과 생시의 의식을 구분하는데, 꿈속에서는 각성 폐회로에 먹일 감각 입력이 없으므로 오로지 내용물 폐회로만이 기능한다.

핵심 문제는 리나스를 비롯한 이들이 발달시킨 모델들이 의식을 모 아니면 도로 생각한다는 것이다. 그들은 물리적 뇌가 어떻게 지속적으로 변화하는 의식 상태의 흐름을 수용할 수 있는지 설명하지 못한다. 나는 그 대안을 선호한다. 10년도 더 전부터 과학자들은 수천만 개의 뉴런 활동이 몇백 밀리초 동안 동기화된 후 1초도 안 되어 흩어질 수 있음을 알고 있었다. 이 협력하는 세포들의 '연합체'는 여기-지금의 의식 경험에 딱 들어맞는 장소와 규모로 계속 변화할 수 있다. 광범위한 뉴런 연결망은 모이고 흩어지고 다시 모여 각 순간에 독특한 연합체를 형성한다. 내 모델은 의식의 정도는 순간순간 변화하며, 한 연합체 내에서 활성화된 뉴런의 수는 언제든지 존재하는 의식의 정도와 관련 있다는 것이다.

이러한 의식의 신경상관자(일시적 연합체)는 위에서 말한 현상의 목록들을 모두 만족시킨다. 알람시계의 효과는 아주 강력한 감각 자극이 커다란 동기적 연합체를 촉발시키는 것으로 설명할 수 있다. 꿈과 생시가 다른 것은 꿈이 약한 내적 자극에 의해 유도된 작은 연합체를 바탕으로 형성되는 반면, 생시는 더 강력한 외적 자극에 의해 유도된 더 큰 연합체의 산물이기 때문이다. 마취제는 연합체의 크기를 제약함으로써 무의식을 유발한다. 자의식은 대규모의 뉴런 연결망이 만들어지기 충분할 만큼 크고 서로 연결된 뇌에서만 나타날 수 있다. 또한 동물이나 인간 배아의 의식 정도는 그들 연합체의 크기에 달려 있다.

크리스토프도, 나도 어떻게 의식이 솟아나는가를 설명하려 하는 게 아님을 다시 상기하자. 우리는 오스트레일리아 철학자 데이비드 챌머즈의 이른바 '어려운 문제'에 답하고자 하는 것이 아니다. 뇌에서 일어나는 생리학적 사건들이 어떻게 우리가 경험하는 의식으로 변환되는가를 알아내려는 것이 아니다. 우리가 찾고 있는 것은 상호 관계다. 현상이 어떻게 경험을 초래하는가 하는 너무나 중요한 중간 단계를 건너뛰고, 뇌 현상과 주관적 경험이 어떻게 짝을 이루는가를 보여주려는 것이다. 뉴런 연합체는 의식을 '창조하는' 게 아니라 의식의 정도를 나타내는 지표들이다. 연합체의 크기와 그에 대응하는 의식의 정도는 다양한 생리적 요인들(연결성의 정도, 자극의 크기와 다른 연합체와의 경쟁 같은)로부터 나오기 때문에 각 요인은 결국 실험적으로 조작이 가능하다. 연합체 모델은 검증 가능한 가설을 내놓을 수 있으며, 또한 다양한 의식 관련 현상들을 설명할 수 있다는 점에서 확실히 아주 강력한 모델이다.

단순히 "크기가 전부다"라는 연합체 모델의 가정은 분명히 비판받을 만하고, 크리스토프는 옥스퍼드대학교에서 있었던 논쟁 때 그 점을 명확히 지적했다. 그렇지만 과학의 대부분은 사실 "척도가 전부"고, 관찰의 객관적 수량화가 전부다. 과학에서 크기는 '모든 것'이 맞다. 다른 회의론자들은 연합체라는 개념이 지나치게 모호하다고 비판하지만, 이스라엘 레호보트의 바이츠만과학재단 소속 아미람 그린발드(Amiram Grinvald)와 잉글랜드 버밍엄대학교의 존 G. 제프리스(John G. Jefferys) 같은 일부 연구자들은 1초 미만으로만 유지되는 연합체들의 생성을 설명해주는 신경 기제를 상세히 밝혀내는 데 성공했다.

인간을 대상으로 하는 최종 검증이 이루어지려면 신경 연합체들의 형성과 해산이 일어나는 밀리초의 시간 단위와 균형 잡힌 시간 해상도를 갖춘, 더 나은 비침습적* 영상 기술을 기다려야 한다. 이런 기술을 이용할 수 있게 된다면, 예를 들어 신경병적 통증이나 우울증·조현병 같은 주관적 경험과 관련된 연합체들을 관찰할 수 있을 것이다. 하지

*주로 의학 분야에서 절개나 주사 등으로 신체에 침투하는 방식을 침습적, 그렇지 않은 방식을 비침습적이라 한다.

만 이미 연구자들은 작용 중인 연합체 모델을 관찰한 바 있다. 2006년 옥스퍼드의 우리 연구팀 소속인 토비 콜린스(Toby Collins)를 비롯한 연구자들은 쥐 실험으로 마취제의 작용과 선택적으로 관련된 연합체의 형성, 활동 및 지속 기간을 보여주었다. 우리 실험실의 시범 관찰 결과는 아직 발표되지 않았지만, 마취된 쥐의 감각피질 연합체에 존재하는 활성화된 뉴런 수가 마취제의 강도를 반영한다는 사실을 짐작할 수 있었다. 또 다른 우리 팀원인 서보지트 차크라보티(Subhojit Chakraborty)는 쥐에게 시각과 청각 시스템의 연합체가 보는 것과 듣는 것의 주관성(subjectivity)을 구분할 수 있는 좋은 근거가 될 수 있음을 보여주었다.

다른 비판들은 시간과 공간에 관한 것이다. 예를 들어 간질은 어떤 지속적인 신경 연합체가 발작을 일으키는 것인데, 이는 의식의 상실과 동일하다. 연합체가 적절한 NCC가 되려면 매우 일시적이어야 한다. 발작은 일시성을 막는 방해 기제로 작용하여 단일한 연합체가 정상보다 몇백 배 더 오래 가게 한다. 나는 콜린스, 마이클 힐(Michael Hill), 그리고 엘리너 도멧(Eleanor Dommett)과 함께 쓴 최근 논문에서 마취제 역시 그와 유사하게 방해 기제로 작용할 수 있음을 제시했다.

또 다른 반대 진영에서는 연합체 모델에 아무런 공간적 속성도 없다, 어떤 밝혀진 해부학적 중심지도 없다며 비판한다. 그렇지만 영역을 배정하는 것이 마치 목적 그 자체인 양, 지나친 의미를 부여하는 경우가 많다. 어떤 뇌 기능에 대해 '중추'가 반드시 필요한 것은 아니다. 의식의 경우는 더욱 그렇다.

*spacetime manifold, 또는 시공간 연속체. 일반상대성 이론에서 나온 개념으로, 과거-현재-미래와 공간적인 점들의 집합체로서 시공간이 만드는 하나의 연속체를 말한다.

그보다 타당한 시나리오는 많은 뇌 영역이 지극히 일시적인 연합체를 형성하면서 시공간 다양체*에 대한 입력으로 수렴한다는 것이다. 문제는 현재의 실험 기술들로는 그런 다양체를 묘사할 수 없다는 점이다. 어쩌면 그 다양체는 수학적으로 모델화될 수도 있다. 그런 모델들과 그들의 상호작용은 우리가 앞으로 밝혀내야 할 것이다.

마지막 문제, 그리고 기본적 수준에서 NCC에 적용되는 문제는 그 어려운 문제에 맞서는 데 그것들이 어떤 도움이 줄 것인가이다. 뇌에서 일어나는 생리학적 사건들이 어떻게 우리가 경험하는 의식으로 변환되는가 하는 문제 말이다. 만족할 만한 증거를 얻기 전까지는 해법을 찾을 수 없을 것이다. 그 증거가 뇌스캔, 과제를 수행하는 쥐, 로봇 또는 어떤 공식 같은 것일까? 아니면 누군가의 주관적 상태 변화를 유도할 수 있다면, 예컨대 크리스토프의 뇌를 조작해 그가 나와 동일한 방식으로 세상을 경험하게 하고, 나아가 내 견해에 동의하게 만들 수 있다면 좋은 증거가 되리라.

2-4 '복잡성' 이론

크리스토프 코치

여러분은 새로 구입한, 예측할 수 없는 경로를 따라 거실 바닥을 돌아다니는 로봇 진공청소기에 의식이 있다고 생각하는가? 마말레이드를 듬뿍 바른 아침 식사 토스트 위를 맴도는 벌은 어떤가? 또는 젖을 실컷 빨고 곯아떨어진 신생아는 어떤가? 기계광을 제외하고는 아무도 로봇청소기에 의식이 있다고 생각하지 않을 것이다. 인도의 가장 오랜 종교인 자이나교의 고수들은 벌(실제로 크기를 막론하고 모든 살아 있는 생물)이 의식을 가졌다고 믿는다. 그리고 대다수 사람들은 신생아가 의식이라는 마법 같은 능력을 가졌다는 데 동의할 것이다.

실제로 이런 유기체들 중 무엇이 의식이 있고 없는지, 우리로서는 결코 알 수 없다. 우리가 이 문제에 관해 갖고 있는 강력한 직관은 전통과 종교와 법률에 의해 만들어진 것이다. 하지만 어떤 유기체가 주관적 상태를 갖고 있는지, 느낌을 가지고 있는지를 판별할 수 있는 객관적이고 이상적인 방법이나 단계적 절차는 전혀 존재하지 않는다.

그것은 우리가 의식에 대한 일관된 틀을 가지고 있지 않기 때문이다. 비록 의식은 우리 내부와 주변 세계에 관해 알 수 있는 유일한 방식이지만(데카르트의 저 유명한 "나는 생각한다, 고로 존재한다" 추론의 그림자들) 의식이 과연 무엇인가, 그것이 어떻게 고등 유기체와 관련되는가, 또는 생명에서 의식이 하는 역할이 무엇인가에 관해서는 어떤 합의도 존재하지 않는다. 정말이지 말도 안

되는 상황이다! 우리는 물질과 에너지에 관해서는 상세하고 매우 유용한 틀을 가지고 있지만 마음-몸 문제에 대해서는 그렇지 않다. 그러나 이 불행한 상태는 바뀔 조짐을 보이고 있다.

우리 시대의 보편적 국제어는 정보다. 우리는 주식과 채권 가격, 책, 사진, 영화, 음악, 그리고 우리의 유전적 구성을 모두 0과 1로 이루어진 데이터 흐름으로 변환할 수 있다는 생각에 익숙하다. 이런 비트들은 이더넷(Ethernet) 케이블이나 무선을 통해 전송되는 정보의 기본 원자들이다. 이들은 거대한 정보의 저장고에 비축되고 재연되고 복제되고 조립된다. 정보는 기질에 의존하지 않는다. 동일한 정보를 종이 위의 선이나 컴퓨터 메모리의 전하로, 또는 신경세포들 간 시냅스 접속의 강도로 표상할 수도 있다.

컴퓨터가 처음 등장한 이래, 학자들은 마음의 삶을 구성하는 주관적이고 현상적인 상태들이 뇌가 당시 표현하는 정보와 밀접한 관련이 있다고 주장해왔다. 그렇지만 그들에게는 이 직관을 견고하고 예측 가능한 이론으로 바꾸어놓을 도구가 없었다. 하지만 이제 위스콘신매디슨대학교의 정신의학자이자 신경과학자인 줄리오 토노니가 등장했다. 토노니는 의식에 대한 통합정보이론(이하 IIT)으로 자신이 명명한 이론을 발전시키고 다듬어왔다.

통합 이론

IIT에는 두 개의 확실한 대들보가 있다.

우선, 의식 상태는 고도로 분화되어 있으며 매우 풍부한 정보를 갖고 있다는 것이다. 우리는 헤아릴 수 없이 많은 것들을 의식할 수 있다. 예를 들어 아들의 피아노 연주회를 볼 수 있고, 집 밖 정원에 핀 꽃들이나 벽에 걸린 고갱의 그림을 볼 수도 있다. 우리가 보았거나 지금까지 촬영된, 또는 앞으로 촬영될 모든 프레임들을 생각해보자! 각 프레임,.각 장면은 구체적인 의식적 지각 대상이다.

둘째로, 이 정보는 고도로 통합적이다. 무슨 짓을 해도, 우리는 세계를 흑백으로 보거나 시야의 왼쪽 절반만 보고 오른쪽은 안 볼 수가 없다. 또한 친구의 우는 얼굴을 보면서 그가 울고 있음을 알아차리지 못할 수도 없다. 우리가 무슨 정보를 의식하고 있든, 그것은 우리 마음에 완전히, 그리고 철저히 표상된다. 세분화는 불가능하다. 이 의식의 통합이 일어나는 것은 우리 뇌의 관련 부분들 사이에서 일어나는 다수의 인과관계적 상호작용 때문이다. 만약 깊은 잠에 빠졌을 때나 마취 상태일 때처럼 뇌 영역 간의 연결이 끊어지거나 파편화되거나 분열된다면 의식은 희미해지고, 아마도 완전히 정지될 수도 있다. 심각한 간질 발작을 완화하기 위해 뇌량(양 피질 반구를 연결하는 2억 개의 신경 다발)을 절단해 양 뇌를 갈라놓은 환자를 생각해보자. 그 수술은 말 그대로 한 사람의 의식을 둘로 나눈다. 좌반구와 연결되고 시야의 오른쪽 절반을 보는 의식적 마음과, 우반구에서 나오고 시야의 왼쪽 절반을 보는 의식적 마음으로.

우리가 의식을 가지려면 고도로 분화된 그 수많은 상태들을 모두 갖춘, 하나의 통합된 실체여야 한다. 비록 내 맥북 컴퓨터 하드디스크의 용량 60기가는 내 평생의 기억 용량을 넘어서지만, 그 정보는 통합되어 있지 않다. 예를 들어, 내 컴퓨터의 가족사진들은 서로 연결되어 있지 않다. 컴퓨터는 그 사진들에 찍힌 여자아이가 걸음마쟁이에서 흐느적대는 십대로, 다시 우아한 성인으로 변해가는 내 딸임을 모른다. 내 맥에게 모든 정보는 똑같이 무의미하다. 방대한, 무작위적인 0과 1로 짜인 태피스트리와 동일하다.

그렇지만 나는 이런 이미지들로부터 의미를 도출한다. 내 기억들은 고도로 상호 연결되어 있기 때문이다. 상호 관련성의 정도가 높을수록 그것들은 더 의미를 갖는다. 사실 토노니의 IIT에 따르면, 어떤 실체가 소유한 통합된 정보의 양은 그 의식 수준과 일치한다.

이런 생각은 엔트로피 같은 정보 이론의 개념들을 이용하는 수학의 언어로 정확히 표현할 수 있다. 뉴런과 축삭돌기, 수상돌기 그리고 시냅스를 갖춘 특정 뇌가 존재한다고 할 때, 원칙적으로 우리는 이 뇌의 통합도를 적절히 계산할 수 있다. 이 계산에서, 그 이론은 하나의 수 Φ('파이'라고 읽는다)를 도출한다. 비트로 측정하면 Φ는 인과관계적으로 상호작용하는 부분들 간의 연결망과 관련된 의식이 얼마나 많은지를 나타낸다. Φ를 시스템의 시너지로 생각해보자. 시스템의 통합도가 높을수록 시너지도 높아지고, 의식은 더 명료해진다. 개별적 뇌 영역이 서로 지나치게 고립되거나 상호 관련성이 무작위적일 경우, Φ는 낮아질 것이다. 많은 뉴런과 풍부한 구체적 연결망을 소유한 유기체는 Φ가 높을 것이다. 단 그 수는 의식의 양을 나타낼 뿐, 어떤 의식 경험의 질을 나타내지는 않는다(그 값은 Φ와 관련된 정보 기하학에서 도출되지만 여기서는 다루지 않는다).

뇌에 관한 사실 설명하기

이 이론은 다수의 당혹스러운 관찰 결과들을 설명할 수 있다. 뇌의 정점이라할 소용돌이꼴 대뇌피질보다도 더 많은 뉴런을 가진 뇌 뒤편의 '작은 뇌', 즉소뇌는 결정체 같은 규칙적인 배열 구조를 갖고 있다. Φ로 나타낸 회로의 복잡성은 대뇌 피질의 그것과 비교하면 낮다. 사실 소뇌를 잃는다면 암벽등반가나 화가, 발레리나/발레리노가 될 수는 결코 없겠지만, 의식에 장애가 발생하지는 않을 것이다.

한편 피질과 그 관문인 시상(뇌 중앙의 메추라기알 모양의 구조)은 의식의 필수 요소로, 의식에 섬세한 내용물을 제공한다. 그것의 회로는 별개의 피질 영역들과 피질을 시상과 연결하는 폭넓은 상호 연결을 바탕으로, 기능적 분화를 기능적 통합으로 연결시킨다. 이 피질시상 복합체는 많은 수의 식별 가능한 상태를 보유한 단일한 역동적 실체로 작용하기에 아주 적합하다. 특정 피질 영역의 한 덩어리를 잃으면 우리는 움직임을 지각하지 못할 것이다. 또 다른 영역이 병변을 앓으면 얼굴을 알아보지 못하게 될 것이다(그렇지만 눈과 머리카락, 귀를 볼 수는 있다).

깊은 잠에서 깨어난 사람들은 보통 어떤 경험도 없었거나 기껏해야 몇 가지 흐릿한 신체 느낌들을 경험했다고 보고한다. 이러한 경험은 우리 뇌가 렘수면 동안 만들어내는 지극히 감정적인 서사들과는 대조된다. 역설적인 것은,

개별 신경세포의 평균적 발화 활동은 깊은 잠에 빠졌을 때나 깨어서 가만히 있을 때나 다르지 않다는 점이다. 그렇지만 전반적 시스템 차원에서, 두개골에 뇌파 기록용 전극을 부착하면 깊은 잠에 빠져 있는 동안 느리고 크고 고도로 동기화된 파장들을 포착할 수 있다. 이런 파장들은 꽤 규칙적이기 때문에 뇌세포들 간의 구체적인 정보 전송을 교란시킨다.

매일 수만 건씩 진행되는 외과수술 때 환자들의 의식은 다양한 마취제의 도움으로 재빨리, 안전하게, 그리고 일시적으로 꺼졌다 다시 켜진다. 모든 경우에 통용되는 단일한 기제 같은 것은 없다. 가장 일관된 발견은 마취제가 시상 활동을 줄이고 중앙 및 두정 피질 영역의 활동성을 떨어뜨린다는 것이다. 20년간 실험실 동물들을 대상으로 마취시 전기 신호를 기록해온 결과 많은 피질세포, 특히 일차 감각피질 영역에 속한 세포들이 마취 동안 선택적으로 반응한다는 방대하고 지속적인 증거가 나왔다. 혼란스러워 보이는 것은 피질시상 복합체의 대규모 기능적 통합이다.

IIT는 왜 의식이 감각 입력도 행동 출력도 필요로 하지 않는지를 설명한다. 매일 밤 렘 수면을 하고 있는 동안 그렇듯, 중추성 마비가 일어나기 때문에 잠든 사람은 꿈의 내용을 따라 행동할 수 없다. 의식에 중요한 것은 바로 피질시상 복합체를 구성하는 신경세포들 간의 기능적 관계다. 이 통합된 기능적 실체 속에서 몽상가의 꿈, 명상 중인 수도승의 마음챙김, 암환자의 고통, 그리고 잃어버린 어릴 적 시골집 광경도 찾을 수 있다. 오스카 와일드의 말을 슬쩍 바꾸어 나는 양귀비를 붉게, 사과를 향기롭게, 그리고 종달새를 노래하게 만드는 것은 그 역동적 코어(핵) 내의 인과관계적 상호작용이라고 말하겠다.

의식은 보편적이다

IIT의 불가피한 결론 한 가지는, 충분히 통합되고 분화된 시스템은 모두 최소한의 어떤 의식을 가진다는 것이다. 우리가 사랑해 마지않는 개와 고양이들만이 아니라 생쥐, 오징어, 벌과 지렁이도 마찬가지다.

사실 이 이론은 시냅스들과 신경계의 다른 '모 아니면 도'식 펄스(pulse)에 대해서는 설명하지 못한다. 원칙적으로 단일한 세포 내의 놀랍도록 복잡한 분자의 상호작용은 0이 아닌 Φ를 가지고 있다. 수소 이온 하나, 쿼크(quark) 세 개로 이루어진 양자 하나는 아주 작은 양의 시너지, Φ를 가질 것이다. 그런 의미에서 IIT는 과학적 범심론(모든 물질, 모든 사물이, 동물이든 아니든, 어느 정도 의식을 가지고 있다는 고대의 널리 퍼진 믿음)이라고 할 수 있다. 물론 ITT는 302개의 신경세포를 가진 흔한 선충인 예쁜꼬마선충(Caenorhabditis elegans)의 Φ와 200억 개에 달하는 인간 뇌의 피질 뉴런들의 Φ를 같은 수준으로 보지 않는다.

이 이론은 두개골에 든 물컹물컹한 뇌와 타이타늄에 싸인 실리콘 회로를 구분하지 못한다. 트랜지스터들과 기억 요소들 사이의 인과관계가 충분히 복잡하다면, 컴퓨터나 인터넷에 연결된 수십억 대의 가정용 컴퓨터들은 0이 아닌 Φ 값을 가질 것이다. 나아가 Φ의 크기는 기계의 지능을 재는 척도로 이용할 수도 있다.

미래의 도전

IIT는 아직 초기 단계라서 완전히 발전된 이론이 갖는 매력이 부족하다. 현재까지 그것이 답하지 못한 중요한 질문 하나는, 왜 자연선택이 높은 Φ를 가진 생물들을 진화시키는가다. 의식은 유기체의 생존에 어떤 도움을 주는가? 내가 바라는 답은 지능, 즉 한 번도 처한 적 없는 상황들을 평가하고 신속히 적절한 반응을 내놓는 능력이며, 통합된 정보를 요한다는 것이다. 그렇지만 Φ가 높은 회로들이 유기체의 생존에 특별한 이점이 없다는 답도 얼마든지 나올 수 있다. 아무런 기능이 없는 전위가 우주의 근본 요소의 하나인 것과 마찬가지로, 의식은 아마 어떤 진화적 역할도 하지 않을지도 모른다. 그저 존재할 뿐.

IIT의 두 번째 걸림돌은 아무리 작은 시스템이라도 Φ를 계산해내기가 매우 어렵다는 것이다. 회충의 Φ를 정확히 평가하기란, 10만 대가 넘는 구글의 모든 컴퓨터를 동원하더라도 거의 불가능하다. Φ를 더 쉽게 계산할 수 있는 다른 알고리즘을 찾아낼 수 있을까?

해결해야 할 세 번째 문제는 왜 그토록 많은 뇌 처리 과정과 우리의 일상 활동의 상당 부분이 무의식적으로 이루어지는가다. 이런 무의식적인, 좀비 같은 행동을 조절하는 신경망은 의식을 담당하는 것들보다 Φ가 더 낮을까?

토노니가 주장하는 의식의 통합정보 이론은 확실히 틀렸을 수도 있다. 그렇지만 이 이론은 마음-몸 문제에 관해 혁신적이고 엄격하며 수학적이고 경험적인 방식으로 깊이 생각해볼 것을 요구한다. 그리고 그러한 노력에 엄청 요긴하기도 하다.

토노니의 Φ 방정식이 결국 현재로서는 설명할 수 없는 것, 즉 의식 자체를 파헤치는 것으로 밝혀진다면 "수가 형태와 사상의 지배자이자 신과 악마의 근원이다"라는 고대 피타고라스학파의 믿음이 입증되는 것이다.

3

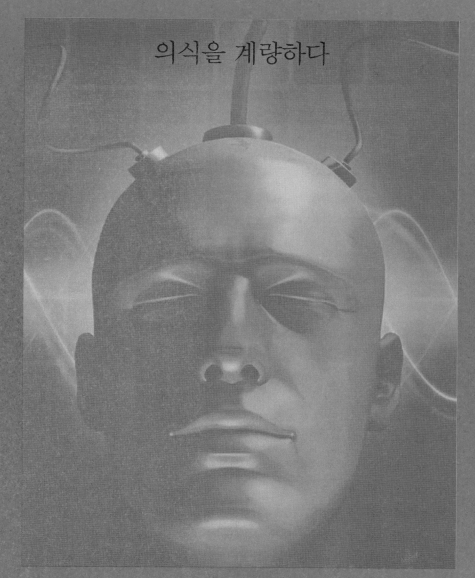

의식을 계량하다

3-1 의식 계량기

크리스토프 코치

"측정 가능한 것은 측정하고, 측정 불가능한 것은 측정 가능하게 만들어라."

'과학의 아버지'로 불리는 갈릴레오 갈릴레이의 이 말은 창의력 넘치는 과학 연구자, 임상의, 그리고 신학자들에게 의식을 측정 가능한 것으로 만들기 위한 전쟁에 나서라는 요구다. 즉 병원 침대에 누워 반응이 없거나 반사적으로만 행동하는 환자가 실제로 무언가를(그게 뭐든) 의식하는지 알려줄 수 있는 도구를 만들라는 것이다. 그런 '의식 계량기'는 잠자며 역동적인 꿈을 꾸는 사람(나중에 깨어나서 그 내용의 대부분을 기억하지 못한다 해도)과, 꿈도 없는 깊은 잠에 빠져 아무것도 느끼지 않는 사람을 착오 없이 구분할 수 있어야 한다. 그저 암흑이 아니라 아무것도 아니다. 즉 니흐트, 나다, 리엔이다. 아니면 깊은 마취 상태에 빠져 자신이 받고 있는 복부 수술에 관해 아무것도 모르는 환자와, "마취 상태에서 자각이 있는" 희귀한 환자의 사례를 구분할 수 있어야 한다. 그런 장비는 심각한 뇌손상을 입은 환자, EEG가 일직선으로 나타나지만 신음 소리를 내고 이따금 머리나 팔다리를 움직이는 환자가 고통이나 괴로움을 느끼고 있는지, 아니면 정말 의식이 없는지, 즉 살아 있지만 세계를 의식하지 못하는지를 구분할 수 있어야 할 것이다.

의식을 연구하는 대다수 학자들은, 무언가를 의식한다는 것은 곧 하나의 통합된 경험을 갖는 것이라고 말한다. 예를 들어 저녁놀을 볼 때, 우리는 수평선 아래로 가라앉으려 하는 그 밝은 구체(球體)의 형태와 눈부신 보라색-오렌지색 색조를 따로 떼어낼 수 없다. 색맹이 아닌 한, 색은 우리 경험의 전일론적 측면이다. 세계를 보고 있을 때 자신이 시야의 왼쪽이나 오른쪽 절반만을 보도록 만들 수 없다. 우리는 양쪽 모두를 경험한다. 우리가 지금 어떤 정보를 인식하고 있든, 그것은 전체적이고 완벽한 형태로 우리 마음에 제시된다. 분할은 불가능하다.

이 의식의 통합이 가능한 것은 마음을 창조하는 관련 뇌 영역 사이의 수많은 인과적 상호작용 때문이다. 만약 깊은 잠이나 마취 상태에 빠졌을 때처럼 뇌의 각 부분 간의 연결이 끊어지거나 파편화되고 분열된다면, 의식은 흐려지다 어쩌면 완전히 멈출 수도 있다. 위스콘신매디슨대학교의 신경과학자이자 정신의학자로 수면과 의식 전문가인 줄리오 토노니는 의식의 이러한 현상적 측면을 자신의 의식의 통합정보 이론의 핵심으로 삼아왔다.

이제 토노니와 이탈리아 밀라노대학교 교수로 있는 그의 동료 마르첼로 마시미니(Marcello Massimini)를 비롯한 몇몇 연구자들은 잠자고 있는 동안이나 다양한 병리적 상태에서의 뇌의 통합도를 측정하는 데 착수했다.

의식의 종

일련의 실험에서, 연구자들은 경두개 자기자극(transcranial magnetic stimulation, 이하 TMS)이라는 기술을 이용해 단일한 고전장(高電場) 펄스를 자원자들의 머리에 전송했다. 두개골에 부착한 플라스틱 피복의 전선을 방전시키면 두개골 밑 회백질에 짧은 전류가 흐른다(피험자는 약간 따끔한 피부 자극을 느낀다). 이 펄스가 뇌세포와 근처의 통로 조직을 흥분시키면 이는 다시 시냅스로 연결된 뉴런들을 자극해 작은 연쇄 반응을 일으키고, 그로 인해 뇌 속에 반향이 일어난다. 이 전기적 활동은 금세 소멸한다.

토노니와 마시미니는 가만히 휴식하고 있거나 수면 중인 피험자들의 EEG를 기록하기 위해 두개골에 64개의 전극을 부착했다. 깨어났을 때, TMS 이후 피실험자의 EEG는 뇌파의 전형적인 찼다 기우는, 빠르고 반복적인 패턴을 보여주었으며, 지속 시간은 1/3초 정도였다. EEG의 수리 분석 결과 고진폭전위(高振幅電位)의 핵심 지점이 TMS 코일이 부착된 전운동피질에서 그에 상응하는 다른 반구의 전운동피질로, 운동피질로, 그리고 뒤쪽의 두정엽으로 옮겨갔음이 밝혀졌다. 뇌를 커다란 교회 종으로, TMS 장비를 종의 추로 생각해보자. 한 번 치면, 잘 만들어진 종은 상당 시간 그 특유의 음향을 울릴 것이다. 깨어 있는 피질 역시 1초에 10~40회가량 웅웅댈 것이다.

그와는 대조적으로, 깊이 잠든 사람의 뇌는 성장이 멈춘 것처럼, 잘못 조율된 종처럼 행동한다. 그의 초기 EEG 진폭은 깨어 있을 때보다 크지만, 지속 시간은 훨씬 더 짧고, 피질의 연관된 영역에 반향을 일으키지 않는다. 강력한 국지적 반응이 입증해주듯 뉴런들은 비록 잠든 상태에서도 활동성을 유지하지만, 통합은 이루어지지 않는다. 깨어 있는 뇌의 특징인, 공간적으로 분화되고 시간적으로 다양한 연속적 전기 활동은 거의 일어나지 않는다. 프로포폴이나 제논(xenon)으로 전신마취한 피험자들도 마찬가지다. TMS 펄스는 예외없이 국지적으로만 남는 단순한 반응을 일으키는데, 그것은 피질 간 상호작용의 단절과 통합의 저하를 보여준다.

환자의 마음속 탐험하기

뇌가 심각한 손상을 입으면 의식이 돌아오지 않을 수도 있다. 자동차 사고, 추락, 전쟁에서의 부상, 마약이나 알코올 과용, 익사할 뻔한 경험, 이 모든 것은 깊은 무의식을 유발할 수 있다. 피해자가 신속히 외상 전문 간호사들과 내과의들의 보살핌을 받을 수 있게 해주는 구조 헬리콥터와 응급의학 전문가 덕분에, 많은 환자들이 죽음의 문턱에서 돌아올 수 있다. 이는 대부분의 경우 축복이지만, 일부에게는 저주다. 그들은 끝내 회복되지 않은 채 의식 없이 죽지도 않고 몇 년씩 목숨을 부지한다.

의식이 손상된 상태에는 혼수상태, 식물인간 상태, 그리고 최소 의식 상태가 있다. 전반적인 각성은 의식이 전혀 없는 혼수상태에서 간헐적인 수면-각성 전환이 이루어지는 식물인간 상태, 의도적 움직임이 있는 최소 의식 상태, 그리고 어느 정도 지속적 인식으로 변화한다.

미국에서만도 최대 2만 5000명의 환자가 몇 년간 지속적인 식물인간 상태로 있다. 그러한 상황을 더욱 견디기 힘들게 만드는 것은, 그들이 마치 거기 있는 것처럼 보이고 행동할 수 있다는 것이다. 실제로 그런 환자들은 매일 수면-각성 주기를 갖는다. 그들은 '깨어 있을' 때 눈을 뜨고 있고, 반사적으로 움직일 수도 있다. 얼굴을 찌푸리고, 고개를 돌리고, 신음하기도 한다. 잘 모르는 사람들은 이런 움직임과 소리들로 인해 그 환자가 깨어났고, 사랑하는 사람들과 소통하려 애쓰고 있다고 착각하기 십상이다. 호스피스들과 함께 요양원에서 수십 년의 세월을 흘려보내는 환자의 텅 비고 공허한 삶의 비극을 더욱 증폭시키는 것은 기적 같은 회복을 소망하는 가족들이 그를 보살피는 데 쏟는 사랑과 돈이다.

여러분은 15년간 지속적인 식물인간 상태로 있다가 2005년에 의학적 사망선고를 받은 플로리다의 테리 시아보를 기억할지도 모르겠다. 생명유지 장치를 뗄 것을 주장한 남편과 딸이 어느 정도의 의식을 가지고 있다고 믿은 부모 사이에 벌어진 지독한 다툼 때문에 그 사건은 소송으로까지 번져 사법기관을 오르내렸고, 결국 당시 대통령이던 조지 W. 부시까지 나서게 되었다. 의학적으로 그녀의 경우는 논쟁의 여지가 없었다. 그녀는 잠깐씩 자동증을* 나타냈다. 고개를 돌리고, 눈동자를 움직이고 하는 식이었지만, 다시 재현할 수 있거나 일관성 있고 목적 의식이 있는 행위는 아니었다. 그녀의 뇌파는 일직선으로, 대뇌피질이 활동하지 않고 있음을 가리켰다. 수년간 그 상태였다. 부검 결과 그녀의 피질이 반으로 줄어들었고 시각중추가 위축되었음이 밝혀졌다. 따라서 당시 대중적으로 알려진 것과는 반대로, 그녀는 아무것도 볼 수 없었다.

*automatism. 의식적인 행위가 아니라 반사적 행위.

시아보와 달리, 최소 의식 상태의 환자들은 눈동자로 과녁을 좇거나 단순한 명령에 언어나 손의 움직임으로 반응하는 비반사적 신호를 보인다. 식물인간 상태의 환자들은 의식이 없지만 최소 의식 환자들은 부분적 의식을 지니고 있다. 이 둘을 구분하는 것은 절대적으로 중요하다. 하지만 순수한 행동 기반 척도로는 불가능할 때가 종종 있다.

벨기에 리에주대학병원의 신경학자 스티븐 로리(Steven Laureys)와, 마시미니, 토노니, 그리고 동료 연구자들은 그런 환자들에게서 뇌 통합 기간을 측정했다. 눈을 뜬 환자들의 두정엽이나 전두엽에 TMS 펄스를 보내는 방법을 이용했다. 결과는 명료했다. 식물인간 상태의 환자들은 단순하고 국지적인 EEG 반응(반응이 있을 경우), 즉 보통 느리고 단일한 양성-음성의 파도를 보여주었는데, 이는 깊이 잠들었거나 마취했을 때의 반응과 비슷했다. 반대로, 최소 의식 상태의 환자들은 건강하고 깨어 있는 피험자들과 마찬가지로 자기 펄스에 복잡한 전기적 반응을 나타냈다. 혼수상태에서 깨어난 집중병동 환자 다섯 명이 추가 피험자로 모집되었다. 그중 셋은 결국 의식을 회복했지만 두 명은 그러지 못했다.

회복한 환자들에게서는 의식이 나타나기 전에 먼저 자기 펄스에 대해 지속적이고 복합적인 EEG 반응이 나타났다. 그 반응은 단일한 국지적 파도에서 좀 더 풍부한 시공간적 패턴으로 넘어갔다. 달리 말하자면, 이 방법은 조야한 의식 계량기 역할을 할 수 있다. 그것은 가장 간단한 TMS 코일과 몇 개의 전극이 딸린 EEG 기구를 조합하여 손쉽게 만들어낼 수 있다.

이런 식으로 의식에 대한 이론적 통찰은 많은 사람들에게 유익한 임상적 실천과 결합된다.

치명적 무기의 암거래 시장

혼수상태를 유발한 뇌손상 이후, 환자의 회복 경로는 몇 가지로 달라질 수 있다(왼쪽). 환자가 죽거나 빠른 시간 내에 회복하지 못하면 식물인간 상태로 이행할 가능성이 매우 높다. (드문 경우지만, 환자는 신체의 수의근들이 철저히 마비되는 감금증후군(LOCKED-IN SYNDROME)을 겪을 수도 있다.) 환자는 그 후 최소 의식 상태 또는 그보다 더 높은 의식 수준을 회복하거나 아니면 영구적인 식물인간 상태에 머물 수도 있다. 다른 정신적 상태(오른쪽)의 환자들과 비교하면, 식물인간 환자들은 고도의 각성 수준을 보여준다. 혼수상태 환자들과는 달리 그들은 잠들고 깨는 주기가 있기 때문이다. 그렇지만 정상적인 의식적 각성의 특성인 자각은 전혀 가지고 있지 않다.

환자가 취하는 경로

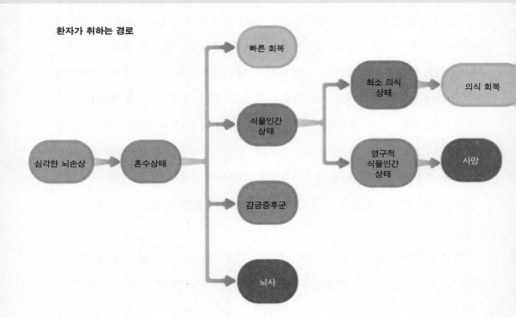

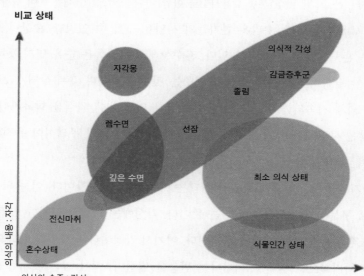

3-2 눈은 뜨고, 뇌는 닫고

스티븐 로리스

최근 의학의 발달로 심각한 뇌손상을 입은 생존자들의 수가 엄청나게 늘었다. 의사들은 뇌의 외상(종종 교통사고로 인한)이나 산소결핍(예를 들어 심장마비나 물에 빠져서)을 겪은 수많은 환자들의 생명을 구할 수 있지만, 손상이 심각할 경우 혼수상태에 빠질 수도 있다. 혼수상태의 사람들은 눈을 뜨지 못하고, 기껏해야 팔다리의 반사 동작을 보여주는 것이 고작이다. 혼수상태가 2주에서 5주 넘게 지속되는 경우는 드물다. 보통은 며칠 내에 의식을 회복한다. 그렇지 않은 사람들은 죽거나, 혼수상태에서 깨어나긴 하되 무의식이 유지되는 식물인간 상태로 들어간다.

전문가들에게조차 이 식물인간 상태는 아주 난감한 상황이다. 이는 의식의 두 주요 부분이 완전히 끊어졌다는 뜻이다. 각성에는 문제가 없지만, 모든 사고와 느낌을 아우르는 자각은 사라진다. 여기서 각성이란 식물인간 상태의 환자들이 주기적으로 잠들고 깨어나는 반응을 말한다. 깨어 있는 것처럼 보일 때, 그들은 눈을 뜨고 때로는 눈동자를 움직이기도 한다. 그렇지 않을 때는 눈을 감고 잠든 것처럼 보이는데, 건드리거나 말을 걸면 눈을 뜨고 몸을 흔들기도 한다. 이런 환자들은 보통 기술적 도움 없이도 호흡을 할 수 있고 이를 갈거나, 삼키거나, 울거나, 웃거나, 다른 사람의 손을 잡거나, 신음 소리를 내는 것과 같은 다양한 자발적 움직임을 보일 수 있다. 그렇지만 이런 움직임은 반사작용일 뿐, 목적의식 있는 행위의 결과가 아니다. 환자들은 보통 일정 시간 지속적으로 눈동자를 한 곳에 고정하지 못하지만, 아주 드물게 움직이는 물체를 잠깐 따라가거나 소음을 향해 재빨리 고개를 돌릴 수 있다.

식물인간 상태의 환자들 중 다수는 뇌손상을 겪은 지 몇 달 만에 의식을 회복한다. 그렇지만 한 달 후에도 그 상태면 지속적인 식물인간 상태(이하 PVS)라고 하는데, 회복할 확률은 시간이 흐를수록 낮아진다. 미국에서는 매년 적어도 1만 4000명의 심각한 뇌손상 환자들이 새로 발생해 손상 이후 한 달간 식물인간 상태를 유지한다. 1994년에 PVS 협력위원회(다양한 조직 출신의 연구자 11명으로 이루어진 팀)는 외상으로 인한 뇌손상 이후 1년 내에, 또는 산소 결핍이나 그 밖의 이유로 인한 뇌손상으로부터 3개월(이후 6개월로 수정) 내에 의식의 신호를 보이지 않는 환자의 회복 확률이 0에 가깝다는 결론을 내렸다. 위원회는 이런 아주 장기적인 사례들에 대해 "영구적 식물인간 상태(permanent vegetative state)"라는 명칭을 제안했다.

2005년, 1990년부터 식물인간 상태에 있던 플로리다 주 여성 테리 시아보의 사례를 놓고 정치적 논쟁이 벌어지면서 PVS에 대한 연구가 대중적 관심을 끌게 되었다. (부모와 남편은 그녀의 회복 가능성을 놓고 의견을 달리했다. 법원에서 결국 영양 공급 튜브 제거를 허용한 지 13일 만에 그녀는 탈수로 사망했다.) 그 논쟁은 환자가 영구적 식물인간 상태인지, 아니면 좀 더 희망적인 상태에 있는지를 판별할 수 있는 보다 효율적인 방식을 개발하는 것이 얼마나 중요한지를 부각시켰다. 최근 과학자들은 뇌 영상 기술을 이용해 반응 없는 환자에게서 보이지 않는 의식의 신호를 식별할 수 있는 방법을 연구해왔다. 내과의들이 의식적 인지를 탐지할 믿음직한 방법을 손에 넣을 수 있다면, 회복 가능성 있는 뇌손상 환자와 그보다 전망이 불투명한 환자를 좀 더 잘 구분할 수 있게 될 것이다. 동시에 이 연구는 의식 자체의 본질을 새로운 시각으로 보게 해줄지도 모른다.

다른 진단

식물인간 상태에서 회복되는 환자들이 보여주는 의식의 첫 징후는 극히 미미하며, 점차 나타난다. 환자는 의도적이고 비반사적인 움직임을 보일 수 있지만, 아마도 생각과 느낌을 표현하고 의사소통하는 것은 불가능할 것이다. 이런 사례들을 분류하기 위해 의사들은 최소 의식 상태라는 임상적 범주를 제안했다. 식물인간 상태와 마찬가지로 최소 의식 상태는 그보다 명료한 의식의 회복으로 나아가는 일시적 상태일 수도 있고, 아니면 만성적이거나 더러 영구적인 상태일 수도 있다.

그렇지만 중요한 차이점 한 가지는, 최소 의식 상태를 몇 년간 유지하는 환자들도 회복 가능성이 있다는 것이다. 훨씬 유명한 사례로, 아칸소 주의 남성인 테리 월리스(Terry Wallis)는 1984년에 교통사고를 당한 이후 줄곧 최소 의식 상태에 있다가 2003년 말을 하기 시작했다. 비록 보행은 불가능하고 24시간 지속적인 간호가 필요했지만, 팔다리를 움직이는 능력도 일부 회복했다.

식물인간 상태와 최소 의식 상태를 구분하는 것은 어려운 과제로, 그런 환자들을 겪어본 노련한 내과의들이 지속적으로 검진하는 것이 필요하다. 임상의들은 식물인간 상태라는 진단을 내릴 때 행동적 신호가 있는가 없는가를 기준으로 삼는다. 간단히 말해 환자가 깨어 있는 것처럼 보이지만(즉 눈을 떴지만), 명령("내 손을 꼬집어 봐요." 또는 "아래를 보세요")을 따르는 데 연달아 실패하고 반사적 움직임만 보인다면, 의사는 그 환자가 식물인간 상태라고 결론 내릴 것이다.

그러나 1990년대 초, 텍사스 주 오스틴에 위치한 헬스케어재활연구소의 낸시 차일즈(Nancy Childs)와 런던 소재 로열신경장애전문병원의 키스 앤드류스(Keith Andrews)가 주도한 연구는 식물인간 상태라고 진단받은 환자들 중 1/3이 좀 더 세심한 검진을 실시한 결과, 의식의 신호를 일부 보여주었음을 밝혀냈다. 좀 더 신뢰할 만한 진단을 하기 위해 의사들은 광범위한 청각·시각·촉각적 자극에 대한 환자의 반응을 측정하는 표준화된 임상 검사를 채택할 필요가 있다. 그런 검사들로는 뉴저지 주 에디슨의 JFK 존슨재활연구소의 조지프 지아시노(Joseph Giacino)가 개발한 혼수 회복 척도(Coma Recovery Scale), 로열신경장애전문병원 소속 헬렌 길-트웨이츠(Helen Gill-Thwaites)가 만든 감각양식 평가 재활기법(Sensory Modality Assessment Rehabilitation Techniques) 등이 있다. 진단할 때 이런 전문적 의식 척도들의 우수성은 의심할 여지가 없지만, 의례적인 신경 검사나 글래스고 혼수 척도(Glasgow Coma Scale) 같은 단순한 검사에 비하면 시간이 더 많이 걸린다.

그러나 의식의 자각은 본질적으로 다른 존재를 대상으로 측정하기 어려운 주관적 경험이다. 아무리 세심한 평가도 소통이 불가능한 중증 뇌손상 환자들에게서 인식의 신호를 놓칠 수 있을까? 지난 10년간 연구자들은 식물인간 상태에 대한 임상적 진단을 확정하거나 반박할 수 있는 객관적 검사 방법을 찾아내고자 노력해왔다. 뇌의 구조적 영상은(MRI를 이용하든, 아니면 엑스레이 CT 스캐닝을 이용하든) 의사들이 뇌손상의 정도를 시각화하는 데는 도움을 주지만 의식의 신호를 탐지하지는 못한다.

하지만 최근 연구 결과, 내과의들은 MRI 사진을 통해 외상적 뇌손상을 검진함으로써 식물인간 상태에 있는 환자의 회복 가능성을 예측할 수 있게 된 듯하다. 예를 들어, 뇌간과 뇌량(대뇌 반구를 연결하는 조직의 띠) 같은 특정 영역의 손상을 입은 환자들은 회복 확률이 더 낮은 것처럼 보인다.

더욱이 MRI 확산텐서영상(diffusion tensor imaging)이라는 새로운 기법(뇌의 회백질, 신경 펄스를 전달하는 신경 축삭돌기들의 통합을 측정)을 이용하는 연구들은 식물인간 상태에서의 회복을 가능케 하는 기제들에 대한 이해를 높여 왔다. 예를 들어 코넬대학교의 니콜라스 스키프(Nicholas Schiff)가 이끄는 연구팀은 19년간 최소 의식 상태에 빠져 있다가 최근 회복한 월리스를 대상으로 확산텐서영상을 이용해 뇌의 축삭돌기가 다시 성장하고 있음을 보여주었다.

널리 이용되는 또 다른 장비로는 뇌의 전기 활동을 측정하는 EEG가 있다. EEG를 이용하면 환자가 깨어 있는지를 확인할 수 있는데, 꿈을 꾸지 않는 수면 동안에는 전기 활동이 느려지기 때문이다. 또한 이 장비는 혼수상태에 있는 환자들에게 임상적 뇌사 진단(EEG가 등전위, 즉 평평한 선이 되는지)을 확정해줄 수 있다. 그러나 EEG는 인식의 변화를 측정할 수 있을 만큼 믿음직스럽지 않다. 또한 식물인간 상태의 환자에 대한 진단을 내리거나 회복 가능성을 점치는 것도 불가능하다. 나는 벨기에 리에주대학교의 동료들과 함께 최소 의식 환자들이 자기 이름을 들으면 P300 전위라는 전기적 뇌 반응을 나타내지만, 남의 이름을 들었을 때는 그렇지 않다는 것을 입증했다. 하지만 만성적 식물인간 상태에 있는 일부 환자들 역시 그와 비슷한 P300 반응을 나타냈기 때문에, 그 기법은 진단에는 별 쓸모가 없는 듯하다.

의식의 영역?

식물인간 상태를 연구할 때 가장 전도가 유망한 방법은 아마 기능적 신경 영상일 것이다. PET을 이용한 연구들은 식물인간 상태에서 뇌의 신진대사 활동(포도당 소모로 측정되는)이 정상치의 절반 이하로 떨어진다는 것을 보여주었다. 이런 실험들은 1980년대 후반 코넬대학교의 프레드 플럼(Fred Plum)이 이끄는 연구팀에 의해 처음 수행되었고, 그 후 우리 팀을 포함한 몇몇 유럽 연구팀에 의해 확정되었다. 하지만 식물인간 상태에서 회복하는 일부 환자들은 전체적 뇌 대사에서 실질적 변화가 없었다는 것이 우리 실험실의 1990년 후반 연구 결과 확인되었다.

　더욱이 의식이 또렷하고 건강한 자원자들 중 일부가 식물인간 상태에 있는 일부 환자들과 비슷한 전역적 뇌 대사를 보여준다는 것을 관찰할 수 있었다. 또한 스키프는 식물인간 환자들 중 일부가 일반인과 비슷한 피질 대사를 나

타낸다고 보고했다. 따라서 뇌의 전반적 에너지 소모 수준을 측정하는 것으로
는 자각이 있는지 없는지를 확인할 수 없다.

그러나 우리 연구팀은 자각 발생에 각별히 중요해 보이는 영역들을 찾아낼
수 있었다. 식물인간 상태의 환자들을 건강한 자
원자들의 큰 코호트와* 비교한 결과, 감각 정보
의 인지적 처리에 관여하는 다양한 양식의 연합

*cohort. 통계상의 인자를 공
유하는 집단.

피질들의 광범위한 연결망(뇌의 전두엽과 두정엽에 위치한)에서 신진대사 활동
이 매우 적게 일어난다는 사실을 발견한 것이다. 또한 우리는 자각이, 이 전두
두정엽 연결망 내와 뇌 더 깊숙이에 있는 중추들, 특히 시상과의 이른바 간섭
현상 또는 기능적 연결성과 관련이 있음을 입증했다. 식물인간 환자들에게서
는 한 피질과 다른 피질 사이의 장거리 연결이 교란된 듯했다. 피질과 시상 사
이의 연결 역시 마찬가지였다. 더욱이 식물인간 상태에서의 회복은 전두두정
엽 연결망과 그 연결들의 기능적 회복과 함께 찾아왔다.

불행히도 최소 의식 상태의 환자들은 그와 다소 비슷한 대뇌 기능장애를
겪고 있는 듯하다. 그로 인해 PET을 이용한 뇌 대사 측정 결과로는 휴식 중인
환자가 식물인간 상태인지 최소 의식 상태인지를 구분할 수 없었다. 그러나
고통이나 말소리 같은 외적 자극으로 인해 나타난 뇌 기능의 변화를 분석했
을 때는 한 가지 차이점이 있었다.

우리는 손에 전기 자극을 가하고(건강한 통제군은 같은 자극에 고통을 느꼈다)
PET를 이용해 대뇌 혈류를 측정하는 방식으로 통증 지각을 연구했다. 대뇌

혈류는 신경 활동의 또 다른 표지다. 식물인간 환자들과 통제군 모두 말초신경의 감각 정보를 받아들이는 뇌간, 시상 및 일차 체감각피질의 활동성을 나타냈다. 그러나 식물인간 환자는 뇌의 나머지 부분에서 반응성을 보이지 않았다. 실제로 활동성을 보여준 작은 피질 영역(일차 체감각피질)은 나머지 뇌 영역으로부터, 특히 의식적 통증 지각에 핵심적이라고 여겨지는 연결망으로부터 분리, 고립되어 있었다. (이런 결과들은 가족과 보호자들에게 식물인간 상태 환자들이 건강한 사람들과 동일한 방식으로 고통을 지각하지 않는다는 확신을 주었다.)

우리가 식물인간 환자들에게 말을 걸었을 때도 비슷한 PET 패턴들이 나타났다. 체감각 자극의 경우와 동일하게 활동은 최하층 피질 중추들(이 경우에는 일차 청각피질들)에 국한된 반면, 더 고층위의 다양한 양식의 영역들은 반응하지 않았고, 기능적으로 단절된 상태를 유지했다. 이런 수준의 대뇌 처리 과정은 청각 인식에 불충분한 것으로 여겨진다. 그러나 최소 의식 상태의 환자들에게서는 청각 자극이 대규모로 고층위의 피질 활동을 촉발했다. 이는 보통 식물인간 환자들에게서는 나타나지 않는 현상이다. 스키프는 최소 의식 상태의 환자들을 대상으로 fMRI를 처음 이용해, 친숙한 목소리가 읽어주는 자신과 관련된 이야기를 들으면 그들의 언어 연결망이 활성화된다는 것을 보여주었다. 그러나 같은 이야기를 거꾸로 재생했을 경우에는 동일한 반응이 나타나지 않았다. 건강한 통제군은 동일한 반응을 나타냈다.

그와 유사하게, 2004년에 우리 연구팀은 감정적 힘을 지닌 청각 자극(아기 울음소리와 환자 자신의 이름을 부르는 소리 같은)이 최소 의식 환자들에게서 무의미한 소음에 비해 훨씬 광범위한 활성화를 이끌어냈음을 보고했다. 이런 결과들은 최소 의식 환자들에게 말을 걸 때 이야기 내용이 실제로 중요하다는 뜻이다. 하지만 이 기법을 진단 도구로 발전시키려면 복잡한 청각 자극이 식물인간 환자들의 그 어떤 대규모 연결망도 활성화하지 못한다는 사실을 입증해야 한다.

뇌의 테니스

이 가설은 2006년에 가장 까다로운 검증을 받게 된다. 케임브리지대학교의 에이드리언 오언(Adrian Owen)이 이끄는 연구팀이 우리 팀의 멜라니 볼리(Melanie Boly)와 손잡고 교통사고 후 뇌 앞부분에 외상을 입은 23세의 여성을 연구했을 때였다. 그녀는 일주일 넘게 혼수상태였다가 그 후 식물인간 상태로 진행했다. 그녀는 눈을 뜨긴 했지만 그 어떤 언어적이나 비언어적 명령에도 반응하지 않았다.

사고 다섯 달 후 오언과 동료 연구자들은 fMRI를 이용해 그 여성의 뇌를 연구했다. 스캐닝 동안 연구자들은 예를 들어 "그의 커피에는 우유와 설탕이 들었습니다"처럼 읽어서 녹음한 문장들과, 그와 음조를 일치시킨 무의미한 잡음을 함께 재생했다. 녹음된 문장들은 환자 뇌의 위 측두회와 중간 측두회의 움직임을 활성화시켰는데, 그 영역들은 언어와 말의 의미를 이해하는 데 관여한다. 건강한 통제군에서도 동일한 패턴이 관찰되었다. 이는 어쩌면 그 식물인간 여성의 뇌에서 의식적 언어 처리 과정이 일어나고 있다는 뜻일 수도 있지만, 반드시 그런 것은 아니다. 건강한 환자들을 대상으로 한 연구 결과는 그런 처리 과정이 잠들어 있을 때, 심지어 전신마취 상태에서도 일어날 수 있음을 보여주었다.

그 환자가 의식적으로 언어에 반응하는 것인지를 명확히 하기 위해, 연구자들은 환자에게 정신적으로 상상하는 과제들을 수행하도록 하는 2차 연구를 실시했다. 테니스 게임을 하는 상상을 해보라고 요청한 후 fMRI를 확인하자, 뇌의 보조운동 영역에서 활동성이 나타났다. 통제군에서와 동일한 활동이었다. 환자에게 자기 집 방 안을 걸어다니는 상상을 해보라고 요청했을 때는 공간 항해와 관련된 연결망(전운동피질, 두정피질, 해마곁피질들)이 활성화되는 것을 확인할 수 있었다. 이런 반응들은 건강한 환자들의 반응과 구분하는 것이 불가능했다. 환자는 임상적으로는 식물인간 상태라는 진단을 받았지만 과제를 이해하고 반복적으로 수행한 것이다.

이런 엄청난 결과는 먼저 그 환자에 대한 진단이 오진이었느냐는 질문을 제기한다. 거듭된 전문적 평가에 의해 연구 당시 환자가 식물인간 상태에 있는 것으로 확진되었지만, 검사 결과 그녀의 눈동자는 짧은 시간이지만 대상들에 고정되었음이 드러났다. 더러 식물인간 상태에서 이런 현상을 관찰할 수 있지만 이는 이례적인 경우이고, 확정하려면 다른 자각에 대한 신호가 필요하다. 그 연구가 끝나고 약 6개월 후에 이루어진 또 다른 검사에서 환자는 한 물체에 지속적으로(5초 이상) 눈동자를 고정할 수 있었으며, 거울에 비친 자신의 모습을 눈으로 좇을 수 있었다. 두 신호 모두 최소 의식 상태로의 이행을 예고

하는 것이다.

환자의 젊은 나이와, 식물인간 상태가 된 원인 및 지속 기간을 감안할 때 우리는 그 환자의 회복 확률이 0이 아니라 1/5 정도임을 처음부터 알고 있었다. 따라서 그 연구 결과를 만성적 식물인간 상태에 있는 모든 환자가 실제로 의식이 있을 가능성을 입증하는 것으로 오해해서는 안 된다. 실제로 리에주대학교에서 연구한 다른 60명의 식물인간 환자들에게 기능적 뇌스캔을 실시했을 때, 그와 비슷한 인식의 신호를 전혀 관찰하지 못했다. 그 결과에 대한 가장 타당한 설명은 우리의 23세 환자가 실험 당시에 이미 최소 의식 상태로의 이행을 시작하고 있었다는 것이다. 사실 중국 저장대학교의 디하이보(Di Haibo)와 동료들의 최근 연구 결과에 따르면, fMRI에서 더 고층위의 뇌 영역의 활성화가 나타나면 최소 의식 상태로 회복될 수 있다는 것이 확인되었다.

이런 발견들은 의식을 이해하는 것이 복잡한 문제라는 점을 부각시킨다. 우리는 뇌손상 환자들의 신경 활동을 측정하는 새로운 촬영 기법들 덕분에 많은 것을 배웠지만, 과학자들이 식물인간 상태라는 진단을 최종 내리고 이런 불행한 의학적 상태의 예후와 치료를 위해 기능적 신경영상을 이용할 수 있으려면 더 많은 연구가 필요하다. 현재로서는 의사들이 어려운 치료 결정을 내릴 때 계속해서 철저한 임상적 검사에 의존할 수밖에 없다.

손상을 확인하다

식물인간 환자들의 뇌는 조직들의 포도당 소모를 측정해보면 대사 활동의 손상을 선명히 보여준다. 식물인간 환자들은 전전두피질과 두정엽(보라색)의 영역들에서 현저히 낮은 활동성을 보인다. 그 기능장애는 피질 손상이나 피질들과 시상 간 연결이 교란된(붉은 화살표) 결과일 수 있다. 이런 연결들은 의식 있는 자각에 핵심적인 듯하다.

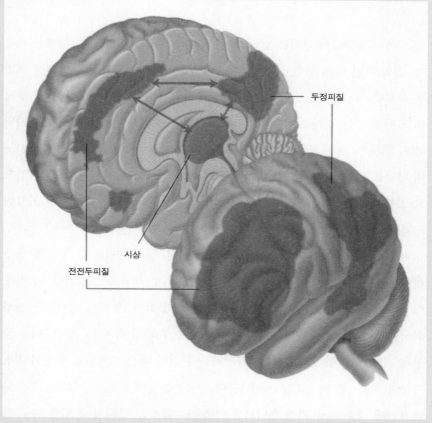

두정피질

시상

전전두피질

앨리스 Y. 첸(Alice Y. Chen) 제공

3-3 독심술의 기술자들

나는 학과 친구들의 부탁을 받아 자주 fMRI 스캐너의 실험용 쥐 역할을 해왔다. 그럴 때면 앞에 놓인 작은 화면에서는 뭔가가 깜빡이고 스캐너에서 최면을 부르는 새된 삑삑 소리가 온 사방에 울려퍼지는 가운데 나는 졸음을 쫓으려고 애를 쓰는 것이 보통이다. 하지만 이번에는 달랐다. 영국 케임브리지의 MRC 인지 및 뇌 과학 연구소의 동료 신경과학자인 마틴 몬티(Martin Monti)는 내 마음을 읽을 계획이었다. 내가 누운 침대가 거대한 도넛 모양 스캐너 안으로 로봇처럼 미끄러져 들어갈 때, 마치 나 자신이 발가벗겨지는 듯한 기묘한 느낌을 받았다. 적어도 정신적으로는 말이다.

과제는 간단했다. 몬티는 내게 질문들을 한다. 형제가 있는지, 그날 밤 축구 시합에서 영국이 이길 것 같은지 등등. '그렇다'로 대답하고 싶으면, 나 자신이 테니스를 하는 상상을 해서 운동 영역으로 알려진 내 뇌의 영역들을 활성화시킨다. '아니다'로 대답하고 싶은 경우에는 우리 집 방 안을 돌아다니는 상상을 한다. 그러면 장면 지각에 관여하는 완전히 다른 영역들이 활성화된다. 각 스캔('예' 혹은 '아니오' 응답)에 5분이 걸렸음을 감안하면 그 대화는 내가 살면서 해온 대화들 중 가장 흥미로운 것은 아니었지만, 몬티가 내 답을 매번 정확히 맞혔을 때 짜릿하면서 동시에 불안한 기분이 들었다.

작년에 몬티를 비롯한 연구자들은 이 기법을 영구 식물인간 상태로 진단

받은, 외적 자각의 신호를 거의 보이지 않는 환자에게 적용했다. 연구자들은 2010년 2월 18일《뉴잉글랜드 의학저널》에 실린 논문에서 그 환자가 여전히 의식이 있으며, 심지어 소통도 가능하다는 것을 보여주었다. 그 환자는 질문을 받고 내가 한 것과 동일한 방식으로, 즉 사고만으로 '그렇다'와 '아니다'라고 대답했다. 현재로서는 의식이 있고 의사소통이 가능한 마음이 환자의 반응 없는 몸에 갇혀 있음을 입증할 수 있는 다른 방법은 존재하지 않는다.

과학적 텔레파시라는 위대한 업적은 10년 전에는 생각조차 할 수 없는 것이었다. 하지만 이제 '독심술'은 다양한 형태로 신경과학 분야를 지배하기 시작하고 있다. 이 혁명을 초래한 것은 무엇일까? 지난 몇 년간 많은 과학자들이 뇌스캔에서 얻은 데이터를 분석하는 방식을 발전시켜 왔다. 새로운 정보 처리 기법을 이용하여, 그들은 뇌 활동의 암호를 풀어 의식적 사고의 내용뿐만 아니라 피험자들의 무의식적 마음 정보까지 드러냈다. 심지어 그들이 보고 있는 영화의 이미지들을 재창조하기까지 했다. 그 새로운 기법은 기억의 복합적 작용과 의사결정의 복합적 처리 과정에 대한 통찰로 이어져 왔다. 그 방법은 여전히 초기 단계에 머물러 있다. 가장 짜릿한 혁신은 아직 오지 않았다.

숲과 나무 보기

다른 사람의 머릿속을 들여다보는 탐사는 전혀 새로운 것이 아니다. 거짓말탐지기는 기술을 이용해 생각을 읽으려는, 1세기 전부터 이루어진 지속적인 시도 중 하나다. 그렇지만 거짓말탐지기는 간접적으로 작용한다. 그들이 식별하는 것은 부정직의 신호일 수도 있고 아닐 수도 있는 스트레스 반응에 국한된다. 진짜로 생각을 읽으려면, 과학자들은 뇌 활동을 직접 해독할 필요가 있다. 이 방면에서 EEG나 뇌에 심은 전극들을 이용해 신경 신호들을 탐지하거나 그 신호들을 명령으로 번역하여 로봇 팔이나 컴퓨터 화면의 커서를 움직이는 뇌-컴퓨터 인터페이스가 급격히 발달하고 있다. 오늘날 연구자들은 운동 능력이 서서히 저하되는 근위축성 축색경화증, 다른 말로 루게릭 환자들이 사고만으로 의사소통 인터페이스를 통제할 수 있도록 훈련시키는 데 그런 기술들을 이용하고 있다.

그렇지만 이런 유형의 신호 해독은 의학에서 엄청나게 중요하긴 하지만, 마음을 읽는 데는 한계가 있다. 이용자들은 컴퓨터가 자신의 뇌 신호들을 움직임이나 발화로 변환할 수 있도록 자신의 신호를 통제하는 광범위한 연습을 해야 한다. 과중한 훈련 요법에 의존하지 않으면서 광범위한 사고 처리 과정을 해독하려면 그와는 아주 다른 접근 방식이 필요하다.

여기에 fMRI가 등장한다. 1990년대에 발전된 이 영상 기술은 활성화된 뇌 영역으로 가는 혈류를 탐지함으로써 작용 중인 마음속을 들여다보는, 놀랍도록 새로운 기회를 제공했다. 그렇지만 fMRI 데이터 집합들은 방대하다. 활동 사진 하나당 3차원 픽셀이 아마도 10만 개는 필요할 것이다. 그 픽셀들은 복셀(voxel)이라고 하는데, 최대 한 시간에 걸쳐 2초당 새로운 사진 하나가 촬영되어야 한다. 그 수를 연구를 위한 피험자 수 약 20명과 곱하면, 결국 40억 개의 복셀을 검토해야 한다는 이야기다. 이 문제를 해결하는 전통적 방식은

10만 개에 이르는 각 사진의 복셀들 중 딱 하나에만, 즉 전체 피험자 중 한 부분에만 초점을 맞추고, 그 복셀의 활동 및 연구하고자 하는 정신적 변화가 시간의 흐름에 따라 증가하는지 감소하는지를 확인하는 것이다.

하지만 뇌스캔을 이런 식으로 분석하는 것은 복셀들이 하나의 활동 패턴을 이루고 함께 작용하여 정보를 나타낼 가능성을 무시함으로써 방대한 양의 유용한 데이터를 버리는 것이나 다름없다. 옛 방식이 흐릿한 사진을 보면서 밝은 영역들만이 중요하다고 결론 내리는 것이라면, 새 방식은 그 흐릿한 사진의 모든 질감과 대비를 고려해 모양과 특징을 만드는 데 서로 어떻게 관련되는지를 가늠하고, 결국 그림 같은 풍경이나 웃는 얼굴을 알아보는 것이라고 할 수 있다.

복수 변수 패턴 분석(multivariate pattern analysis, 이하 MVPA)이라고 알려진, 이 새롭고 훨씬 민감한 방법은 실제로 인공지능의 한 형태다. 이 프로그램은 정신적 사건을 뇌 활동의 특수한 패턴과 연결짓는 알고리즘을 생성한다. 예컨대 누군가가 테니스에 관해 생각하고 있다고 말하면, 운동영역 복셀들 사이의 활동 패턴에서 해당 신호를 탐지한다. 그리고 그 평가를 바탕으로, 새로운 뇌 데이터가 어떻게 그 사람의 정신적 상태와 연관되는지 예측을 한다. 그 프로그램은 식별 가능한 뇌 신호의 패턴을 발견할 때마다 그 사람이 무엇을 생각하고 있는지 예측을 내놓는다. 테니스를 하고 있는지, 아니면 뇌 활동이 다른 형태의 무언가 완전히 다른 것을 나타내는지를 예측하는 것이다. 이러한 예측들은 신경과학자들이 마음을 읽을 수 있는 가능성을 제공한다.

의식 포착하기

MVPA는 뇌 활동이 어떻게 의식을 생성하는가를 연구하려는 까다로운 시도에서 초반 성공을 거두었다. 예컨대 사람들은 어떻게 자기 주변 세계에 대한 시각적 감각을 생성할까? 2005년, 유니버시티칼리지런던의 신경과학자 저레인트 리스(Geraint Rees)와 동료들은 양안경합(binocular rivalry)이라는 유명한 효과를 연구했다. 양 눈에 서로 다른 상이 제시되면, 사람들은 눈으로는 양쪽 상을 다 보면서도 한 번에 한쪽 상만을 지각했다. 자각은 약 15초마다 두 상 사이를 왔다갔다하는 경향을 보였다. MVPA를 이용해, 리스의 팀은 그 상들이 앞뒤로 깜빡일 때 뇌에서 무슨 일이 일어나는지를 정확히 파악했다. 우리가 무언가를 볼 때 최초로 반응하는 피질 영역인 일차 시각피질의 활동이, 우리가 의식적으로 보는 상과는 거의 관련이 없는 원시 입력(raw input)으로 이루어진다는 것을 알게 된 것이다. 사람들이 어떤 주어진 시기에 보인다고 보고하는 상들은 다른, 더 진행된 단계에서 활성화되는 한층 복잡한 시각 영역이 내놓은 결과물이었다. 표준적인 뇌영상 분석 방법들은 그런 결과들을 탐지하기에는 역부족이었다.

한층 흥미로운 결과는 2005년, 리스가 당시 그의 동료였고 지금은 베를린의 베른스타인전산신경과학연구소(Bernstein Center for Computational Neuroscience)로 적을 옮긴 존 딜런 헤인스(John-Dylan Haynes)와 함께 피험자들의 무의식적 마음을 읽기 위해 MVPA를 이용했을 때 나타났다. 그들은 자원자들에게 검은 원판에 두 방향 중 한 방향에서 온 흰 선들이 그어진 그림을 보여주었다. 그 원판은 대부분 지그재그 선이 양 방향으로 그어진 다른 원판으로 가려져 있었다. 가린 원판이 사라지면 표적 원판은 한 번에 단 17밀리초 동안만 보여주었다. 피험자들이 그어진 선들의 방향을 의식에 담아두기에는 너무 짧은 시간이었다. 예상한 대로 표적 원판에 그어진 선들의 방향에 대한 그들의 짐작은 단지 요행 수준의 정확성(50퍼센트)을 드러냈다. 그러나 일차 시각피질을 연구하기 위해 MVPA를 이용하자, 과학자들은 피험자가 어느 방향을 보고 있는지를 알아낼 수 있었다. 심지어 피험자 자신조차 몰랐는데 그랬다! 이전 연구들과 마찬가지로, 그 연구는 일차 시각피질이 말하자면 눈에 보이는 것의 뇌 사진임을 보여준다. 그 정보는 나중에 다른 시각 뇌 영역에서 좀 더 의식적인 방식들로 처리된다.

　이 강력한 MVPA 기법이 의식 지각에서 멀리 떨어진 영역들로 확장되기까지는 오래 걸리지 않았다. 비록 MVPA를 이용해 누군가가 거짓말을 하고 있는가를 예측하는 데는 윤리적 논란이 따르지만 다른 분야, 즉 의사결정에서는 상당히 심오한 결과가 나타나고 있다.

　2008년에 헤인스는 지원자들에게 단순한 과제를 하나 수행하도록 요청했다. fMRI 스캐너에 들어가 있는 동안 리모컨의 오른쪽이나 왼쪽 버튼 중 어느 것을 누를지를 선택하는 것이었다. 헤인스는 이 결정에 어떤 패턴이 상호 대응하는지를 알아내도록 MVPA 알고리즘을 설정했는데, 자원자가 의식적 행동의 결정을 내리기 최대 10초 전에 전전두엽과 두정엽(새롭거나 복잡한 목표를 처리하는 데 관여하는 영역들)에서 강력한 신호가 나타난 사실을 발견하고는 깜짝 놀랐다. 이러한 결과는 강한 파문을 일으켰다. 이는 우리에게 아무런 자유의지가 없다는 뜻인가? 아니면 자유의지는 좀 더 복잡한 결정을 내릴 때만 개입하는가? 이런 질문들에 답하려면 더 많은 연구가 필요할 것이다. 하지만 MVPA가 한때는 철학의 영역에 속했던 관심사들을 과학 연구의 영역으로 옮겨왔다는 것은 짜릿한 일이다.

나는 네가 뭘 보고 있는지 안다

fMRI 연구의 많은 문제점 중 하나는 자극이 너무 인위적이어서 — 예컨대 검은 원판 위에 그어진 흰 선들처럼 — 현실 세계에서 일반화하는 데 한계가 있다는 것이다. 그렇지만 지금은 MVPA 기법의 유연성과 강력함 덕분에, 스캐너에 누운 피험자들에게 사진이나 영상을 보여주고 그로 인한 뇌 활동을 분석하는 것이 가능하다. 그런 방법들 덕분에 과학자들은 기억의 기본 작동 방식에 관한 이해를 가다듬을 수 있다. 예를 들어, 역시 유니버시티칼리지런던 소속의 신경과학자 엘리너 매과이어(Eleanor Maguire)와 동료들은 MVPA를 이용해 기억 저장을 담당하는 뇌 영역인 해마체에서 패턴들을 식별했다.《커런트 바이올로지(Current Biology)》의 기사에 따르면 연구자들은 피험자들에게 여자들이 일상적인 활동(예를 들어 커피잔의 커피를 마시고 던져버리는)을 하는 모습을 보여주는 7초짜리 영화 클립 세 편을 보여주었다. 그 후 지원자들이 각 영화 내용을 회상하는 동안 연구자들은 그들의 뇌를 스캔했다. MVPA를 통해 연구자들은 각 지원자가 주어진 시간에 어떤 영화를 회상하는지를 예측할 수 있었다. 또한 해마체 내의 어떤 특정 영역(예컨대 좌우 앞부분과 오른쪽 뒤쪽)이 이런 이른바 일화 기억들을 저장하는 데 각별히 중요한 역할을 한다는 것을 알 수 있었다.

비록 인상적인 결과를 보여주긴 했지만, 현재까지의 연구들은 대체로 조야해서 몇 가지 정신적 상태 중 하나를 식별하는 정도에 머문다(테니스 게임인가, 아니면 집안 배치인가?). 진정한 독심술까지는 갈 길이 멀다. 그게 가능해지면 미리 정해놓은 선택지들을 참조하지 않고 신경 활동만 들여다보고도 머릿속 생각을 알아맞힐 수 있을 것이다.

그렇지만 그중 한 연구실은 그에 더 가까이 다가가고 있는 듯하다. 캘리포니아대학교 버클리캠퍼스의 신경과학자 잭 갤런트(Jack Gallant)는 2008년에 자신의 패턴 인식 프로그램을 통해 피험자가 1000장의 사진 중 무엇을 보고 있는가를 맞힐 수 있음을 보여주었다. 다른 알고리즘이 두세 가지 선택지를 놓고 분석하는 식이었음을 감안하면 극적인 도약이었다. 그리고 2009년 신경과학협회 회의에서는 훨씬 발전된 데이터를 제시했다. 피험자들에게 일련의 영화 예고편들을 보여주고, 시각피질의 활동을 바탕으로 그들이 무엇을 보고 있었는지를 실제로 재구축하는 것이었다. 예를 들어 흰 셔츠를 입은 남자가 화면에 나타난 바로 그 순간에, 프로그램은 흰 몸통의 윤곽선을 제시했다. 그런 잠정적인 진보는 범죄 목격자의 기억을 '읽어내거나' 꿈속의 시각 이미지를 기록하고 재연하는 능력 같은 놀라운 가능성을 제시한다.

일부 과학자들은 MVPA의 앞날에 관해 여전히 회의적이다. 그 기법의 예측이 정확하다는 것을 입증하는 연구들에는 통계적 유의미성이 존재하지만, 이는 컴퓨터의 추측이 종종 우연과 그리 멀리 떨어져 있지 않다는 뜻이다. 예를 들어 두 대안 중 하나를 고르는 방법으로 MVPA를 이용한 많은 연구들은 약 60퍼센트의 정확성을 보여주는데, 눈을 감고 찍어도 50퍼센트는 나온다. 유의미한 향상이긴 하지만 텔레파시라고 하기는 어렵다. 내가 참여한 '그렇다/아니다' 실험은 그보다 훨씬 확실한데, 추측을 평가하기 전에 다량의 데이터를 수집하기 때문일 것이다. 그렇지만 만약 내가 짓궂게 테니스 대신 야구를 하는 상상을 하거나 지금 살고 있는 집 대신 어렸을 때 살았던 집 안을 돌아다니는 상상을 한다면, 그 예측 프로그램도, 그 실험자도 내가 규칙을 어기고 있다는 것을 짐작조차 하지 못할 것이다.

결국 fMRI 스캐너가 보여주는 것은 신경 활동에 대한 잡음 섞인, 간접적인 측정치다. 혈류는 신경 활동과 관련이 있다고 여겨지지만, 완벽한 대리물은 아닐지도 모른다. 데이터 자체의 불완전한 본성 때문에 기술이 달성할 수 있는 성과에는 본질적인 제약이 따른다. 심지어 fMRI로 직접 측정해낼 수 있다고 해도, 그것은 근사치에 불과할 것이다. 단 하나의 복셀이 수만 개의 뉴런들의 집단적 활동을 표상하는 수준이니까 말이다. 그렇지만 MRI 물리학의 기술적 진보는 저 어디쯤 다가와 있을지도 모른다. 더욱 신뢰할 만한 고해상도의 측정은 공상과학 영역에서 벗어난 진정한 독심술을 가능케 할 것이다.

4

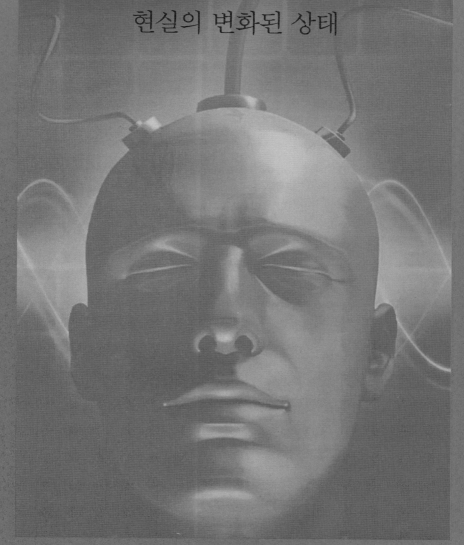

현실의 변화된 상태

4-1 의사들도 모르는 마취 이야기

스티븐 도허티

오늘날 마취는 치과에 가는 것만큼이나 일상적인 일이 되었다. 18세기 뛰어난 화학자였던 험프리 데이비(Humphry Davy)가 이산화질소(웃음 가스)의 수수께끼 같은 효과를 발견한 이후, 그것은 줄곧 우리 곁에 있었다. 젊고 야심만만했던 데이비는 그 기체의 효과를 엄격하게 검증하는 데 나서, 몇 달 동안 매일같이 이산화질소를 흡입했다. 엄밀한 조건에서 실험만 한 것이 아니라 새뮤얼 테일러 콜리지, 제임스 와트, 로버트 사우디 같은 유명한 친구들과의 모임에서 그 기체를 함께 들이마시기도 했다. 사우디는 한 편지에 "가장 높은 천국의 대기는 틀림없이 이 기체로 이루어져 있을 거야"라고 썼다. 이런 초기 실험들은 오늘날 의학에서의 마취가 출현하게 된 토대가 되었다. 그렇지만 마취제의 품질과 선택 가능성이 엄청나게 발전한 현대에도, 우리는 여전히 마취가 뇌에서 어떻게 작용하는지에 대해 잘 알고 있지 못하다.

이와 같은 지식의 근본적인 공백과 관련해, 최근 한 연구 집단이 우리가 어떻게 의식을 떠나고 다시 의식으로 들어오는지에 관한 놀라운 발견을 해냈다. 공통된 시각은 마취되는 것(유도)과 정신이 드는 것(출현)이 비록 방향은 다르지만 동일한 과정이라는 것이다. 그러나 최근 《플로스 원(PLoS ONE)》에 발표된 연구 결과에 따르면 마취되는 것과 정신이 드는 것은 동일하지 않다.

펜실베이니아대학교 의과대학원의 맥스 켈츠(Max Kelz) 박사의 지도 아래,

연구자들은 뇌를 마취 상태로 유지하는 데는 무의식을 유도할 때보다 더 적은 마취제가 필요하다는 사실을 발견했다. 이 관찰 결과를 설명하기 위해 연구자들은 이른바 '신경 관성(neural inertia)'이라는 개념을 도입했는데, 이는 뇌가 의식과 무의식 간의 이행에 보이는 저항을 일컫는다. 신경 관성의 기제를 밝히는 것은 마취과 의사들이 매일 수행하는 업무의 핵심일 수 있다. 예컨대 환자들이 수술하는 동안 고통이나 인식을 경험하지 못하게 하고, 의식 상태로 돌아오는 시간이 늦어지는 환자들을 돕는 것이다. 또한 이 계통의 연구는 혼수상태 같은 교란된 의식 상태에 대한 통찰을 제공하기도 한다.

흔한 모델에 따르면, 마취제는 중앙신경계의 작동 지점에 도달해 환자가 의식을 잃게 만든다. 시간이 지나면 마취제는 신경계에서 저절로 제거되어, 환자는 다시 정신이 든다. 만약 이 가정이 사실이라면 마취될 때와 깨어날 때의 마취제 농도는 동일해야 할 것이다. 연구자들은 이 가정을 검증하고자 생쥐와 초파리를 대상으로 단순한 실험을 하나 했다. 각각 마취 상태로 들어가는 뇌와 마취 상태에서 깨어나는 뇌의 마취제 농도를 측정한 것이다. 그 결과, 깨어날 때의 마취제 농도가 마취 상태에 들어갈 때의 농도보다 더 낮았다. 이는 깨어 있는 상태로 돌아올 때 시간 지연이 일어나거나 저항이 존재한다는 뜻이다.

인간을 대상으로 한 임상 관찰 또한 신경 관성에 대한 증거를 보여준다. 탈력발작을* 동반하는 기면증은 낮 시간에 굉장히 졸립다는 특징을 갖

*cataplexy. 웃거나 화를 내던 중 갑자기 근육이 힘을 잃고 렘수면 상태로 빠져드는 현상.

고 있는 수면장애로, 근육 긴장이 갑자기 사라지는 증상을 보인다. 일반적인 환자는 전신마취에서 몇 분이면 깨어나는 데 비해 이런 환자들은 최고 여덟 시간까지도 걸릴 수 있다. 이러한 수면장애는 각성과 렘수면을 조절하는 데 관여하는 히포크레틴(hypocretin)이라는 단백질이 저하되기 때문에 나타나는 것으로 알려져 있다. 또 다른 실험에서, 연구자들은 히포크레틴 유전자의 돌연변이로 인간의 기면증과 비슷한 수면 교란 증상을 보이는 생쥐들을 연구했다. 돌연변이 생쥐들은 무의식에서 깨어나는 시간은 더 오래 걸렸지만 마취 상태로 들어가는 시간에는 차이가 없었다. 여기서 히포크레틴 체제에 의존하는 것은 깨어나는 과정만임을 짐작해볼 수 있다.

이런 연구들은 신경 관성을 뒷받침하는 신경 회로들을 이제 막 설명하기 시작했을 뿐이지만, 그 분야에 상당한 영향을 미칠 것으로 보인다. 마취과 의사인 켈츠 박사는 신경 관성의 핵심 기능 한 가지는 환자를 무의식 상태에 붙잡아놓는 것이라고 본다. 소수지만 수술 도중 자각을 경험했다고 보고하는 환자들이 있다. 통계는 낮은 수준이지만(1000건 중 약 1건), 매일 전신마취를 받는 환자들의 수를 고려한다면 이는 중요하다. 그와는 반대로, 특정 신경병을 가진 환자들은 전신마취 후 오랜 시간 동안 깨어나지 못하기도 한다. 신경 관성 관련 회로에 대한 연구는 앞으로 마취과 의사들이 마취를 더 잘 통제할 수 있게 해줄 것이다.

《뉴욕타임스 매거진》에는 의사들이 몇 년간 혼수 상태에 빠져 아무런 반응도 보이지 않던 환자들 중 일부를 성공적으로 깨워낸 놀라운 사례들을 다룬

기사가 실렸다. 이는 혼수상태의 환자가 수면의 질을 높이기 위해 불면증 약물을 투여받았을 때 우연히 발견되었다. 3년간 아무 반응이 없던 환자가 깨어나 자신의 어머니를 알아보자, 모두 놀랐다. 그 발견 이후의 연구 결과들도 식물인간 진단을 받은 일부 환자들에게서 비슷한 효과가 있음을 보여주었다. 효과는 일시적이지만, 일부 환자는 지속적으로 투여하자 의식을 완전히 회복했다. 불면증 약이 이런 환자들에게 정확히 어떻게 효과를 발휘했는지는 아무도 모르지만, 신경 관성의 복잡한 생물학을 이해하기 시작한 연구들은 우리 대부분이 당연히 여기는 의식 상태들 간의 이행을 설명하는 데 도움을 줄 수 있을 것이다.

4-2 최면은 의식의 또 다른 상태인가?

스콧 O. 릴리언펠트 · 할 아르코위츠

최면술사가 피험자의 눈앞에 늘어뜨린 회중시계를 흔들면서 느릿느릿 읊조린다. "잠이 듭니다…… 잠이 듭니다……." 피험자의 고개가 갑자기 푹 숙여진다. 그는 최면술사의 부드러운 목소리 외의 모든 것을 잊고 깊은 잠을 자는 것 같은 트랜스(trance) 상태에 빠진다. 최면술사의 힘을 거부할 수 없는 피험자는 슬펐던 어린 시절 장면의 재연을 포함해 뭐든 시키는 대로 한다. 30분 후에 트랜스 상태에서 '깨어난' 그는 무슨 일이 일어났는지 전혀 기억하지 못한다.

사실 수많은 영화들에서 보아 와서 익숙한 이 묘사는 많은 오해를 담고 있다. 현대의 최면술사는 스코틀랜드의 안과 의사 제임스 브레이드(James Braid)가 19세기 중반에 도입한, 그 유명한 흔들리는 시계를 거의 사용하지 않는다. 비록 대다수 최면술사들이 '유도'하는 동안 피험자를 평온하게 만들려 하긴 하지만, 그런 이완은 필수가 아니다. 실내 자전거에서 열정적으로 페달을 밟으면서도 얼마든지 최면에 빠질 수 있다. EEG 연구는 최면 동안 피험자들이 잠든 것 같은 상태가 아니라 깨어 있거나 더러 살짝 조는 상태임을 밝혀냈다. 게다가 그들은 마음이 없는 자동기계가 아니라 최면술사의 제안을 자유롭게 거부할 수 있다. 마지막으로, 온타리오 칼튼대학교의 심리학자 니콜라스 스파노스(Nicholas Spanos)는 최면 동안 일어난 일을 기억하지 못하는 것, 다른 말로 최면 후 기억상실은 최면의 필수 요소가 아니며, 보통 피험자들이 그렇게 될 거라는 말을 미리 들었을 경우에만 일어난다는 것을 보여준다.

의식 질문

우리가 이 글 초반에서 묘사한 그 특유한 장면은 심오한 질문을 하나 더 제기한다. "최면은 의식의 또 다른 상태인가?" 대다수 사람들은 그렇게 생각하는 듯하다. 오하이오주립대학교 리마캠퍼스의 심리학자 조지프 그린(Joseph Green)과 동료들이 실시한 설문조사에 따르면, 77퍼센트의 대학생들이 최면이 일반적 의식과 다른 별도의 의식 상태라는 데에 동의했다. 이 문제는 학문적으로 중요한 것 그 이상이다. 최면이 보통 일반적 의식과 아예 종류가 다른 의식이라면, 최면에 빠진 사람들이 깨어 있는 상태에서는 불가능한 행동을 할 수 있다는 뜻이 된다. 또한 최면이 고통을 줄이거나 심리학적·의학적 치유에 극적인 영향을 미칠 수 있는 독특한 수단이라는 주장에 신빙성을 준다.

할리우드 영화들은 흔히 최면을 트랜스 상태로 묘사하지만, 연구자들에게는 다른 의식 상태와 최면을 구분해주는 어떤 지표를 정확히 집어내는 것이 대단히 어려운 일이었다. 미국의 전설적 정신의학자 밀턴 에릭슨(Milton Erickson)은 최면이 사후 기억상실과 '직해주의'를 포함한 몇 가지 독특한 속성을 가졌다고 주장했다. 직해주의란 "지금 몇 시인지 아세요?"라는 질문에 "알아요"라고 대답하는 것처럼, 질문을 글자 그대로 받아들이는 것을 말한다. 우리는 이미 최면 후 기억상실이 반드시 뒤따르는 게 아니라는 것을 보았으므로, 에릭슨은 그 지점에서 틀렸다. 더욱이 그린과 빙엄턴대학교의 심리학자 스티븐 제이 린(Steven Jay Lynn) 및 그 동료들의 연구 결과에 따르면 최면에 잘 걸리는 피험자들도 최면 동안 직해주의를 보이지 않았다. 뿐만 아니라 최면 상태를 흉내내도록 요청받은 참가자들은 최면에 잘 걸리는 피험자들보다 직해주의 비율이 높았다.

　펜실베이니아대학교의 정신의학자였던 고 마틴 오른(Martin Orne) 같은 전문가들은 최면에 걸린 피험자들만이 "트랜스 로직(trance logic, 서로 모순되는 두 가지 생각을 동시에 하는 것)"을 경험한다고 주장했다. 예를 들어, 최면술사가 최면에 걸린 피험자에게 당신은 귀가 멀었다고 암시한 후 이렇게 묻는다. "지금 내 말이 들립니까?" 여기에 피험자가 "아니오"라고 대답하는 것이 바로 트랜스 로직이다. 당시 메드필드연구소에 있던 시어도어 X. 바버(Theodore X. Barber)와 동료들의 연구에 따르면 최면에 걸린 척하도록 요청받은 참가자들은 최면에 걸린 사람들과 같은 비율로 트랜스 로직을 보여주었는데, 여기서 트랜스 로직이 대체로 최면 상태 그 자체의 고유한 속성이라기보다는 사람들의 기대에서 발현되는 기능임을 짐작할 수 있다.

뇌의 변화

또 다른 연구자들은 최면만의 독특한 생리적 지표를 발견하려고 노력해왔다. 특히 암시에 걸리기 쉬운 참가자들의 최면 상태의 EEG에서는 때때로 세타파 활동이 활발해지는 것을 알 수 있다(4~7헤르츠). 게다가 최면에 걸린 참가자들은 자주 뇌의 전측대상피질(이하 ACC)에서 활동성 증가를 보인다.

그런데 또 다른 놀라운 발견이 있다. 세타 활동은 흔히 최면에 동반되는 조용한 집중 상태와 관련이 있다. ACC는 모순을 지각하는 데 관여하는데, 최면에 걸린 다수의 참가자들은 현실과 부합하지 않는 듯한 무언가(예컨대 현재에서 어린 시절의 자신으로 돌아가는 것처럼)를 상상할 때 모순을 경험한다. 더욱이 심리학자들은 깨어 있는 피험자들에게서 비슷한 뇌 변화를 보고해왔다. 예컨대 ACC는 피험자들에게 녹색 잉크로 인쇄된 '파란색'이라는 글자를 보여주고 잉크 색을 말하게 하는, 유명한 스트룹(Stroop) 과제를 하는 동안에도 활성화된다. 따라서 이러한 뇌 변화는 최면에만 해당하는 것이 아니다.

그처럼 최면을 또 다른 트랜스 상태로 여기는 것은 최면에 걸리면 암시감응성이 현저히 높아지고, 심지어 치료사의 말에 철저히 순응하게 된다는 생각이 널리 퍼져 있기 때문이다. 특히 무대 위에서 벌어지는 최면극에서는 이러한 좀비 같은 스테레오타입을 아주 생생하게 볼 수 있다. 거기서는 으레 최면에 걸렸다는 사람들이 수백 명의 관객들이 지켜보는 앞에서 개처럼 짖고 가라오케 반주에 맞춰 노래를 부르는 등의 희극적인 행동을 한다.

그렇지만 연구 결과에 따르면 최면은 암시감응성에 사소한 영향밖에 미치지 못한다. 참가자들에게 열몇 가지 제안들에 순응하도록 요청한(예를 들어 한 팔이 저절로 올라가는 것 같은) 표준 최면 감응성 척도에서, 최면 유도 이후 암시감응성의 증가는 보통 10퍼센트대 이하로 나타났다. 게다가 연구에 따르면 실제로 최면을 유도하지 않고도 굉장해 보이는 최면 효과를 얼마든지 만들어낼 수 있었다. 이를테면 극심한 통증을 완화하거나 최면 연극들에서 인기 있는, 두 의자의 등받이에 참가자를 걸쳐 눕히는 것 같은 다양한 육체적 활동이 그것이다. 암시감응성이 높은 사람들에게 충분한 인센티브를 제공하기만 해도 이런 효과들을 전부는 아니라도 대부분 만들어낼 수 있다. 무대 최면술사들은 이 작은 비밀을 아주 잘 알고 있다. 능력을 시연하기 전에, 그들은 일련의 암시를 통해 관객 중 암시감응성이 높은 사람들을 미리 선별한다. 그 후 순응적인 소수 중에서 참가자들을 골라낸다.

우리는 린과, 1995년에 "50년간의 엄밀한 연구 끝에 믿을 만한 트랜스의 표지들을 찾아내는 데 실패한 대다수 연구자들은 이 가설(최면이 의식의 또 다른 상태라는)이 유용하지 않다는 결론을 내렸다"고 쓴 잉글랜드 헐대학교의 심리학자 어빙 커쉬(Irving Kirsch)와 의견을 같이한다. 증거는 갈수록 최면 효과가 최면 상태 그 자체보다는 대체로 최면이 어떤 결과를 낼 것인가에 대한 사람들의 기대에서 나온다고 시사하고 있다. 그래도 앞으로 새로운 연구들이 이 결론을 뒤집거나 적어도 수정하게 만들 가능성은 언제나 있다. 특히, 최면의 잠재적인 생리학적 표지들에 대한 연구를 통해 최면이 어떻게 다른 의식 상태와 다른지를 설명할 수 있을지도 모른다. 이처럼 최면은 과학자들을 몇십 년 동안 바쁘게 만들 매혹적인 수수께끼를 제공하지만, 그것은 분명 할리우드 범죄 스릴러의 시계를 보다가 빠져드는 트랜스 상태보다는 매일의 깨어 있는 상태와 훨씬 더 관련이 많아 보인다.

4-3 자각몽의 비밀 파헤치기

어슐러 보스

"나는 눈동자를 움직여본 후 내가 침대에서 잠들어 있음을 깨달았다. 아름다운 풍경이 흐려지기 시작했을 때 나는 이렇게 생각했다. '이건 꿈이야. 깨고 싶지 않아!' 그러자 그 장면이 다시 나타났다. 나는 말을 타고 이 풍경 속을 달리는 게 너무 좋다고 생각했다. 나는 말을 탔다……. 나는 내가 말을 달리고 있는 것과 침대에 누워 있는 것을 동시에 느낄 수 있었다."

독일 본대학교 산하 수면연구소의 피험자는 그렇게 말했다. 이 피험자는 자각몽을 꾸고 있었는데, 자각몽을 꾸는 사람은 자신이 꿈을 꾸고 있음을 인식하고 있으며 이따금 꿈의 진행에 영향을 미칠 수도 있다. 자각몽을 꾸는 동안 뇌파를 측정함으로써, 동료들과 나는 수면 상태와 깨어 있는 상태 사이에 존재하는 이 의식 상태를 뒷받침하는 신경적 처리 과정을 파악하고 있다. 자각몽 연구는 의식의 본질을 알 수 있는 실마리를 제공할뿐더러 불안을 치유하고 잠들어 있을 때의 복잡한 움직임들을 이해하는 새로운 방식을 보여준다.

잠들어 있을 때도 깨어 있는 주파수

대다수 사람들은 평생에 적어도 한 번은 자각몽을 꾸었다고 말하고, 그중 소수는 일주일에 한두 번 정도로 자주 꾼다. 어떤 사람들은 심지어 자각몽을 꾸는 확률을 높이는 방법을 개발하고 있기까지 하다. 하지만 자각몽을 연구하는 사람들은 피험자들의 자기보고에 의존해야 한다는 점 때문에 오래전부터 어려움을 겪어왔다. 회상 과정은 왜곡되기 쉽기로 악명이 높다. 예를 들어, 어떤 사람들은 잠에 곯아떨어지거나 깨어날 때 느끼는 일시적인 환각을 자각몽으로 착각하기도 한다.

1975년, 스탠퍼드대학교의 수면 연구자 스티븐 라버지(Stephen LaBerge)와 동료들은 그런 착각을 방지하기 위한 방법을 한 가지 고안했다. 신체의 나머지 부분과는 달리 눈과 눈동자의 움직임은 잠자고 있는 동안에도 억제되지 않는다. 연구자들은 피험자들에게 잠이 들어 꿈을 꾸고 있다는 것을 인식하자마자 특정한 방식으로 눈동자를 굴리라고 일러주었다. 예컨대 왼쪽에서 오른쪽으로 눈동자를 두 번 굴리는 식이었다. 이런 신호는 일반적인 꿈을 꾸는 동안 무작위로 일어나는 렘과 쉽사리 구분된다. 오늘날에도 우리는 여전히 이 방법을 이용하고 있다.

잠든 사람이 눈동자를 움직여 자각몽이 시작되었다는 신호를 보내고 나면 연구자들은 EEG를 이용해 그에 대응하는 뇌 활동을 조사할 수 있다. EEG 기록에서 두피에 부착된 전극들이 수천 혹은 수백만 개의 뉴런들이 동기화되어 발화하고 있음을 가리키는, 진동하는 전기 신호를 감지한다. 최근의 연구들은 자각몽을 꾸는 동안 뇌 활동이 깨어 있는 의식의 그것과 동일하다는 사실을 보여주었다.

2009년, 우리 연구팀과 나는 자각몽을 꾸는 사람들의 뇌 활동을 좀 더 자세히 들여다보기로 했다. 수면연구소에서 우리는 자각몽의 전기적 특징인 듯한 무언가를 발견했다. 앞이마 뒤, 주로 전두엽 부위에서 40헤르츠 범위('감마선')의 활동이 증가하는 것이었다. 우리는 어떤 대상에 집중할 때 이런 고주파를 발생시키는 경향이 있다. 전두엽과 더불어, 대뇌피질(뇌 표면의 주름진 겉질)의 다른 영역들도 자각몽에서 중요한 역할을 한다. 자각몽 당시 전두엽은 깨어 있는 상태 못지않은 활동을 보이는 듯하다. 한편 두정엽과 측두엽 영역들은 좀 더 전형적인 렘수면의 패턴을 나타낸다.

우리 연구에서 발견된 또 한 가지 놀라운 특징은 일관성(뇌의 다양한 영역들에서 활동이 조화를 이루는 정도의 대략적 측정치)과 관련이 있다. 일관성은 대체로 렘수면 때 살짝 떨어지지만, 자각몽을 꾸는 동안에는 그렇지 않다. 렘수면 동안의 뇌 활동을 모든 손님들이 동시에 이야기하는 파티라고 생각해보자. 반면 자각몽에서는 파티 손님들이 끼리끼리 대화하고, 전반적인 배경 소음은 줄어든다.

판타지를 넘어서

최근까지 대다수 전문가들은 자각몽을 그저 호기심거리로, 하늘을 날거나 유명 인사들을 만나고 싶은 바람을 행동에 옮기는 재미있는 방식으로만 여겼다. 그런데 최근 연구 결과, 자각몽의 실용적 쓰임새가 발견되었다. 만성적 악몽을 꾸는 사람들이 흔히 스스로 꿈을 통제하는 법을 배우는 것만으로도 안도를 느낄 수 있기 때문이다.《심리치료와 심신(*Psychotherapy and*

Psychosomatics)》 2006년 10월호에 실린 연구는 자각몽 빈도를 높이는 방법을 익힌 사람들은 악몽이 줄어들었다고 보고했다. 그러나 그러한 결과를 뒷받침하는 기제는 명확히 밝혀지지 않았다. 아마도 악몽에 대한 자각을 통해 꿈의 내용으로부터 자신을 감정적으로 분리할 수 있었을 것이다. 어떤 사람들은 심지어 자각몽에 너무나 노련해져서, 자고 있는 동안 무서운 재난 시나리오를 상상하는 것을 스스로 막을 수 있다.

이론적으로 자각몽은 일상생활의 구체적인 공포 자극(예컨대 거미)에 대한 일반화된 불안이나 반응을 완화하는 데 도움을 줄 수 있다. "그건 그저 꿈일 뿐"임을 알고 있으니, 사람들은 안전한 환경에서 걱정과 공포에 맞설 수 있다. 이 적용 가능성을 검증하려면 더 많은 연구가 필요하다.

치료 분야의 적용을 넘어서, 자각몽은 복잡한 연쇄적 움직임들의 학습을 도와준다. 우리는 모두 꿈속에서 일상적이지 않은 행위들을 할 수 있다. 하늘을 날고, 벽을 통과하고, 물체들을 사라지게 만들 수도 있다. 독일 하이델베르크대학교의 스포츠심리학자 다니엘 에를라허(Daniel Erlacher)에 따르면, 표적 자각몽 훈련을 받은 운동선수들은 높은 점프에 필요한 복잡한 운동 동작을 좀 더 빨리 습득할 수 있다.

평범한 꿈들이 문제 해결과 관련 있다는 것이 사실로 입증된 만큼 일부 연구자들은 자각몽이 꿈꾸는 사람의 마음에 초점을 맞추는 데 도움이 될 수 있는지를 탐구해왔다. 2010년 영국 리버풀의 무어스대학교에서 실시된 한 소규모 연구는 자각몽이 메타포를 만드는 것 같은 창조적 노력들에는 유용하지만,

어려운 문제를 푸는 등의 좀 더 이론적인 연습들에는 그렇지 않다는 결과를 내놓았다. 그 연구에서는 자각몽을 꾸는 사람들에게 '스승', 일종의 인도자 역할을 하는 현자 캐릭터를 떠올려보도록 했다. 실제로 일부 피험자들은 그 꿈속 인물이 놀라울 정도로 도움이 된다고 느꼈다.

자각몽에 관해서는 아직 더 알아야 할 것들이 많다. 예를 들어 이런 꿈들이 어떤 상황에서 더 자주 나타나는지, 또는 그것들을 어떻게 하면 좀 더 확실히 유도할 수 있는지 알지 못한다. 그것을 알고 나면 이런 독특한 꿈들의 치료 효과를 이용하고 의식의 본질에 대한 통찰을 얻을 수 있을지도 모른다. 자각몽이 치료나 문제 해결 또는 순전한 즐거움을 제공할 가능성은 무한한 듯하다.

나는 꿈꾸고 있는 걸까?

의지로 자각몽을 유도할 수는 없지만, 자각몽을 꿀 가능성을 높일 수는 있다. 다음 기술들을 정기적으로 연습하는 사람들은 일주일에 한두 번은 자각몽을 꿀 수 있다.

1. 매일 하루종일 자신이 깨어 있는지를 반복적으로 자문한다. 이 습관이 몸에 배면 어느 새 꿈속에서도 자문을 하고 있을 것이다. 그 지점에서 당신이 꿈을 꾸고 있음을 깨달을 확률은 크게 높아진다.
2. '현실 확인'을 위해 가능한 한 자주 거울 속을 들여다보거나 짧은 문장들을 반복해 읽는다. 꿈속에서는 흔히 우리의 모습이 변하고, 글이 잘 읽히지 않는다. 이런 꿈의 신호들을 통해 잠들었음을 확인하는 것이 습관화되면 자신이 꿈을 꾸고 있음을 깨달을 수 있다.
3. 침대 옆에 꿈 일기를 놓아두고 깨어나자마자 기억나는 꿈을 적는다. 이러한 연습은 일반적으로 꿈을 더 잘 인식하게 해주며, 꿈을 더 잘 인식하는 사람들은 자각몽을 꿀 확률이 더 높다는 것이 연구 결과 밝혀졌다.
4. 곯아떨어지기 전에 당신이 경험하고 싶은 판타지에 가능한 한 상세하게 집중한다. 연구자들은 잠들기 직전에 한 가지 생각을 '부화시키면' 그것을 꿈으로 꿀 확률이 크게 높아진다는 것을 보여준다. 그리고 만나고 싶어하던 영화배우와 춤을 추고 있음을 불현듯 깨닫는 순간, 자신이 꿈을 꾸고 있으며 다음번에 일어날 일을 통제할 수 있음을 그 즉시 깨달을 수 있다.

4-4 죽음을 부르는 몽유병

프란체스카 시클라리 · 줄리오 토노니 · 클라우디오 바세티

1987년 5월 24일 새벽 1시 반을 조금 넘긴 시각, 23세의 캐나다 남성 케네스 파크스는 처가까지 14마일을 운전해 가 장인을 목 졸라 기절시킨 후 장모를 때리고 칼로 찔러 죽였다. 그리고 1년 후, 그는 폭행과 살인에 대해 무죄 판결을 받았다. 치밀한 조사 끝에 전문가들은 파크스가 사건 당시 몽유병 상태였으며, 꿈속에서 운전을 하고 공격을 가했다는 놀라운 결론에 도달했다.

이 이야기는 1997년작 텔레비전 영화인 〈몽유병 살인(The Sleepwalker Killing)〉에 영감을 주었다(힐러리 스웽크가 파크스의 아내 역을 맡았다). 비록 그와 같은 극단적 사례들은 드물지만, 고의성이 없는 수면 중 폭력 행위는 수면장애가 있는 사람들에게서 아주 흔히 나타난다. 몽유병이나 야경증을* 가진 수면 치료 환자 64명을 대상으로 한 1995년의 연구에서, 절반 이상이 잠자는 동안 위험한 행동을 보였다. 같은 해 다른 치료소에서도 41명의 몽유병 환자들 중 70퍼센트가 잠재적으로 해로울 수 있는 방식으로 행동했다는 분석 결과를 내놓았다.

*주로 아이들에게 나타나는 질병으로, 잠이 든 지 몇 시간 후 갑자기 비명을 지르며 깨어나거나 공포에 질린 상태로 허둥대는 증상을 보인다.

인구 조사에서 제시된 증거는 수면 폭력이 사소한 위협이 아님을 보여준다. 2010년의 한 연구에서는 유럽 여섯 나라에서 2만여 건의 전화 인터뷰를 실시했는데, 전체 응답자의 1.7퍼센트가 잠자는 동안 난폭하게 행동했다고

보고했다. 이 연구가 자기보고에 의존했기 때문에 수치가 부풀려졌을 수도 있다. 그렇긴 해도 전체 응답자의 2.1퍼센트가 잠들어 있을 때 위험한 방식으로 행동했다고 보고한 이전 설문조사 결과와 일치했다.

결국 수면 폭력이라는 증상의 기저에는 한 질병이 존재한다. 이 글의 저자들을 포함해 이런 행동을 연구하는 과학자들은 그 심리적이고 신경학적인 결정 요인들을 찾아내고, 효과적인 치유책을 내놓기 위해 노력하고 있다. 그러나 이런 보고들을 보면 환자들로서는 자기통제가 전혀 불가능하다는 점이 매우 우려스럽다. 잠들어 있는 동안 부지불식간에 복잡한 행위를 하는 능력은 상황을 통제하고 있다는 우리의 감각에 심각한 도전을 제기한다. 영상 기술을 이용해, 우리는 몽유병자의 뇌에서 특정 영역(전두엽 같은)들은 수면 상태일 때의 행동 양식을 보이는 데 반해, 다른 영역들은 마치 완전히 깨어 있을 때처럼 기묘하게 활성화된 상태를 나타낸다는 사실을 알게 되었다. 이런 새로운 발견을 통해 우리는 정상적 꿈과 병리적 꿈을 구분하는 미묘한 경계선을 탐사하는 것을 넘어 의식과 자유의지의 수수께끼 역시 탐사할 수 있다.

깨어 있는 것도 아니고 잠든 것도 아닌

우리는 꿈속에서 걷고 말하는 것만이 아니라 그보다 더 극단적인 밤시간의 행동들에 대해서도 알고 있다. 호메로스의 영웅서사시에는 한 몽유병자의 비극적 자살 이야기가 실려 있다. 1313년, 한 교회가 주도한 공의회는 몽유병 살인자에게 무죄 판결을 내렸다. 수면 폭력과 관련된 최초의 법정 사건들에

*폴란드 서남부와 체코 동북
부에 걸친 지역의 역사적 명칭.

는 1791년 중앙유럽의 실레시아* 지역에서 나무꾼이 아내를 도끼로 살해한 뒤 범행 당시 자신은 잠들어 있었다고 주장한 사건도 있었다. 사건의 진상이야 알 수 없는 노릇이지만, 의학 문헌들에는 운전, 식사, 섹스 같은 것들은 물론이고 살인, 자살, 그리고 강간에 이르기까지 잠든 상태에서 진행된 복합적 행동들의 실례가 많이 실려 있다. 사실 과학자들이 심각한 수면 폭력을 연구할 때 이용하는 근거의 대부분은 범죄 조사와 법정 사건들에서 얻은 것들이다.

수면 폭력은 주로 세 가지 조건에서 등장하는 경향이 있다. 렘수면 행동장애, 각성장애, 그리고 간질이다. 우리는 비렘수면 동안 일어나는 각성장애에 주로 초점을 맞출 것이다. 각성장애를 가진 수면자는 잠이 깨기 시작하지만 완전히 깨지는 못한, 이른바 해리 상태에 들어간다. 우리 중 한 명(바세티)은 2000년 베른대학병원 재직 당시 이러한 해리 상태를 관찰하기 위한 최초의 뇌 영상 연구를 주도했다. 16세 몽유병자의 두피에 이틀 밤 동안 전극을 부착

**수면다원검사는 수면 중
신체 상태를 종합적으로 측정
하고 수면의 구조와 효율, 수면
중 발생한 사건 등을 평가하는
검사 방법이다.

한 채 감시하고, 그 결과 그의 뇌 활동에 대한 수면다원검사도를** 작성했다. 수면다원검사도에 따르면 환자는 깊은 잠을 자고 있어야 할 한밤중에 침대에서 일어나 눈을 떴다. 얼굴은 겁에 질려

있었다. 30초쯤 지난 후 그는 수면 상태에서 걷기 시작했다. 바세트의 팀은 그에게 약한 방사능 추적기를 주입했다. 몇 시간 후면 그 표지는 몽유 중 그의 뇌 활동의 스캔본을 생성하게 해줄 것이다.

그 후 우리는 소년의 몽유 중 뇌 활동과 깊은 수면 중 뇌 활동을 비교했다. 몽유 상태를 스캔했을 때 각각 뇌 중간과 밑부분에 위치한 후측 대상피질 및 소뇌 일부분을 포함한, 운동 통제와 관련된 뇌 영역이 더 큰 활동성을 나타냈다. 깨어 있는 건강한 피험자들의 뇌 활동과 비교하면, 그 환자는 주의·통찰·계획·판단 같은 더 상위 인지 기능을 담당하는 영역들이 덜 활성화되었다.

2009년, 수면 전문가 미셸 테르자기(Michele Terzaghi)와 이탈리아 밀라노의 니구아르다병원 소속 동료 연구자들은 그와 비슷한 패턴을 발견했다. 연구자들은 간질과 몽유병을 앓고 있는 환자의 두개골 아래쪽에 전극을 심었다. 연구가 진행되는 동안 피험자는 잠든 채로 일어나 앉아서 짧게 말을 했다. 바세티의 연구에서처럼 몽유병자의 뇌 중간에 위치한 후측 대상피질의 일부 영역은 깨어 있는 사람과 마찬가지로 활동성을 나타낸 반면, 다른 영역들은 잠든 것 같은 상태였다.

무례한 각성

이런 연구들의 중요한 결과 중 하나는 몽유병이 나타나는 동안 뇌의 전두엽은 마치 깊은 잠에 빠진 것처럼 기능한다는 것이다. 다른 무엇보다도 전두엽은 우리가 행위의 결과들을 이해하고 평가하게 해준다. 이마 바로 뒤에 자리 잡은 이 영역의 역기능은 폭력적 행동을 유발하는 것으로 알려졌다.

그러나 전두엽의 활동성이 낮아진 것만 가지고는 수면 폭력을 온전히 설명할 수 없다. 어린이 몽유병은 흔하지만 사고는 거의 일어나지 않고, 성인들의 부상 원인도 가구에 부딪히는 것이 대부분이다. 토머스제퍼슨대학교 수면의학과 박사인 마크 프레스먼(Mark Pressman)은 의학과 법적 문헌들에 실린 수면 폭력 사례 32건을 분석했다. 그리고 2007년에 공격적인 행동은 대부분 수면자가 잠든 상태에서 걸어다니는 동안 다른 사람들과 만난 데서 유발되었다고 발표했다.

불안감을 주는 꿈들 또한 비정상적 수면 행동을 유발할 수 있다. 이자벨 아르뇔프(Isabelle Arnulf) 의학박사의 지도 아래, 파리 피티에살페트리에르병원의 연구팀은 수면장애 병동에 있는 환자 38명을 대상으로 수면장애의 내용, 빈도, 시간과 활동에 관한 질문을 던졌다. 몽유병자들은 강렬하고 악몽 같은 이미지들을 경험한다고 보고했다. 2009년에 발표된 그 연구에서, 이런 이미지들 중 84퍼센트는 공포를 유발했고 절반 이상은 불행한 내용이었다. 문제가 있는 사람들 중 약 1/4은 육체적으로 공격당하는 꿈을 꾸었다.

밤새 안녕

수면은 모 아니면 도가 아니다. 때로 수면 상태와 각성 상태의 경계가 흐려져 어중간한 상태에 갇히기도 한다. 사랑하는 가족을 공격하는 몽유병자, 의식은 있지만 갑자기 웃음이 터지면서 몸이 굳어버리는 발작성 수면증 환자, 그리고 자신이 경험하는 것이 현실이 아님을 완벽하게 자각하고 있는 자각몽 경험자들이 그 예다. 그런 평범하지 않은 수면 형태들은 의식을 들여다보는 창을 제공한다. 의식은 우리가 졸 때 사라졌다 깨어날 때 완전히 돌아오는 것이 전부가 아니라, 다양한 형태를 취할 수 있다. 꿈이 시작될 때 깜빡거리는 단순한 이미지들에서, 더 깊은 밤 꿈속에서 나타나는 생생한 환각적 경험들까지 다양하다.

그렇다면 난감한 질문들이 떠오를 수밖에 없다. 수면과 깨어 있는 동안 의식의 수준을 결정하는 것은 무엇인가? 행위 결과를 완전히 알고 의도적으로 수행하려면 뇌의 어떤 부분이 깨어 있어야 하는가? 케네스 파크스 같은 사람의 행동에는 어느 정도나 죄를 물을 수 있는가? 거기에 답하려면 뇌와 행동, 각성과 수면에 대한 더 많은 연구가 필요하다.

지금까지의 연구에 따르면 수면과 각성 상태는 뇌에서 공존할 수 있다. 수면은 뇌세포의 특정 군집들을 장악할 수 있지만, 전부 장악하는 것은 불가능하다. 이는 건강한 사람의 각성 상태에도 영향을 미칠 수 있다. 최근 잠을 제대로 자지 못했을 때를 떠올려보자. 이튿날, 여러분 뇌의 나머지 부분이 정상적인 각성 상태로 활동하는 동안 일부분은 잠에 곯아떨어져 있을 확률이 높다. 우리 중 한 명(토노니)과 동료들은 2011년에 실시한 한 혁신적인 연구에서 그 사실을 입증했다. 잠을 재우지 않은 쥐들의 깨어 있는 뇌에서 고립된 뉴런 군집들이 잠깐 발화를 멈추었는데, 그러한 현상은 잠을 안 재우는 기간이 늘수록 많이 나타났다. 같은 해, 그들은 또한 캘리포니아대학교 로스앤젤레스캠퍼스의 연구자들과 손을 잡고 수면 중 인간의 뇌 일부가 마치 이미 깨어 있는 것처럼 행동한다는 관찰 결과를 보고했다. 날이 밝아올 무렵에는 더욱 그랬다.

우리는 수면장애와 관련된 뇌 영역을 식별할 수 있으므로, 이런 상태는 뇌가 어떻게 통합된 의식 경험을 창조하는가를 밝혀내기 위한 탁월한 연구 사례를 제공한다. 수면 폭력에 관한 새로운 발견은 어쩌면 사회가 이제 겨우 인지하기 시작한 도덕적, 윤리적, 그리고 법적 함의들을 담고 있을지도 모른다.

4-5 끝

제시 베링

"다들 자기가 무엇이고, 어디서 왔는지 궁금해하지. 모든 일이 끝나면 어디로 갈지 다들 걱정하지. 하지만 아무도 확실히 모르니, 나는 아무래도 좋은걸. 그 수수께끼는 그냥 그대로 내버려두고 싶어."

아이리스 디멘트의 포크송 〈수수께끼는 내버려둬〉의 윙윙거리는 달콤한 불협화음을 듣노라면 왠지 거기에 맞추어 고개를 끄덕이게 되는데, 이는 사실 기묘한 일이다. 그 노래는 내세에 대한 소박한 승리가다.

사실 단 하나의 진정한 수수께끼는 "모든 것이 끝나면" 어디로 가는가 하는 이야기가 나올 때, 우리가 너무나 당연하게 그게 수수께끼라고 생각한다는 것이다. 결국 뇌는 다른 기관과 마찬가지로, 우리 물리적 신체의 일부다. 그리고 마음은 뇌가 하는 일(명사라기보다는 동사에 가까운)이다. 왜 우리는 우리 몸이 죽으면 마음이 어디로 갈지를 궁금해할까? 당연히 마음 역시 죽지 않겠는가?

그렇지만 모든 문화권의 사람들은 일종의 내세를 믿거나, 아니면 적어도 죽었을 때 마음이 어떻게 되는지에 확신이 없다. 심리학이 전공이라선지 나는 이런 비합리적인 믿음들이 종교의 산물이라거나 존재하지 않음에 대한 공포로부터 우리를 지켜준다기보다는 자의식의 불가피한 부산물이라고 믿게 되었다. 우리는 결코 의식이 없는 것을 경험한 적이 없기 때문에, 죽는다는 것이 어떤 느낌인지 상상도 하지 못한다. 사실 아무런 느낌도 없을 것이다. 그리고 바로 거기에 문제가 있다.

죽음을 엄청난 수수께끼로 보는 일반적인 시각은 보통 죽음이 끝이 아니라고 믿고 싶은, 감정적인 욕망으로 치부된다. 사실 사회심리학의 장래성 있는 일파인 공포관리 이론은 내세에 대한 믿음이, 몇몇 그보다 덜 두드러지는 믿음, 행동, 그리고 태도와 마찬가지로, 자아가 존재하지 않는다는 것에 대한 크나큰 불안을 누그러뜨리기 위해 존재한다는 데 동의한다.

그쪽 진영에 따르면 당신은 죽음에 대한 불안을 멀리하기 위해(그리고 태아처럼 잔뜩 웅크린 채 아이팟으로 닉 드레이크나 들으며 평생을 보내는 일을 예방하기 위해) 만들어진 심리적 방어기제라는 비밀 무기를 가지고 있다. 예를 들어 내가 이 글을 쓰는 행위는 "상징적 불멸성"을 실현하려는 것으로 해석할 수 있다. 공포관리 이론가들은 내가 후세를 위해, 나라는 생물학적 유기체가 죽은 뒤에도 일시적인 내 생각들의 견고한 형태가 살아남을 수 있도록 이 글을 썼다고 말할 것이다(1년 후에도 이것의 희미한 흔적이라도 남아 있다면 아주 행복할 것이다).

그렇지만 나를 포함한 소수의 연구자들은 자의식의 진화가 완전히 다른 종류의 문제를 제기해왔다는 주장을 갈수록 강하게 내세우고 있다. 우리 조상들이 자신의 마음이 불멸이라는 굳건한 착각을 견지했으며, 우리는 그들로부터 이와 같은 총체적 비합리성을 물려받았다는 주장이다. 개개의 인간은, 진화한 인지 구조 때문에 애초부터 자신의 심리적 비존재를 개념화하는 데 어려움을 겪었다.

왜 그처럼 불멸성을 믿을까

아무리 내세를 믿지 않는다고 주장하는 사람들이라고 해도 이 문제에서 벗어날 수 없다. 1994년 《휴머니스트》에 실린, 철학자이자 자연주의연구소 창립자인 토머스 W. 클라크(Thomas W. Clark)의 다음 글을 보자(강조는 필자).

이것이…… 그 문제를 보는 시각이다. 우리가 죽으면 그다음에는 아무것도 **없다**. 죽음은 심연, 블랙홀, 경험의 끝이다. 영원한 무(無)이고, 존재의 영구적 소멸이다. 그 시각에 담긴 오류는 간단히 말하면 다음과 같다. 그것은 무를 구체화한다는 것이다. 무를 어떤 확실한 상태나 성질(예컨대 '암흑' 같은)로 만들어 죽은 이들을 그곳에 놓는다는 것이다. 그리하여 우리는 어찌된 일인지 무로 빠져들어 영원히 그곳에 머문다.

다소 충격적인 사실일지 몰라도, 당신이 자신의 죽음을 결코 깨닫지 못한다고 생각해보자. 자신의 영혼이 어딘가로 스르르 날아갈 것 같은 느낌이 든다 해도, 그 느낌을 확신할 수 있는 '나'는 없을 것이다. 모든 것이 끝났고, 그 일은 실제로 일어났다. 혹시나 해서 참고로 어떤 종류든 명제로 된 지식, 예컨대 내가 죽었다는 사실 같은 것을 인식하려면 작동하는 대뇌피질이 필요하다. 그러나 죽은 후 우리 뇌는 양배추와 마찬가지로 어떤 현상을 일으킬 능력이 전혀 없다. 2007년, 애리조나대학교 철학과 교수인 숀 니콜스(Shaun Nichols)는 《진테제(Synthese)》라는 학술지에 실린 글에서 그것을 다음과 같이 표현했다. "나 자신의 무존재를 상상하려면 내가 자신의 무존재를 지각하거나 안다고 상상해야만 한다. 당연히 걸림돌이 있을 수밖에!"

이 말이 엄청난 계시처럼 들리지 않는다면, 그건 실제로 그 의미를 진지하게 생각해본 적이 없어서일 것이다. 그 의미는 일인칭 관점으로는 자신의 죽음을 증명할 수 없다는 것이다. 작가 요한 볼프강 폰 괴테가 "모든 사람이 자신의 불멸성의 증거를 자신 안에 가지고 다닌다"고 말했던 이유가 바로 거기에 있다.

심지어 우리 마음이 죽음과 함께 끝난다는 것을 우리가 믿고 싶어 하더라도, 그런 식으로 생각하는 것 자체가 정말 어려운 일이다. 나는 대학생들을 대상으로 어떤 죽은 남자의 심리학적 속성에 관해 질문을 던진 결과를 2002년 《인지와 문화 저널(Journal of Cognition and Culture)》에 발표했는데, 불멸성이라는 망상이 대학생들의 마음속에서 활짝 꽃을 피우고 있었다.

나는 학생들에게 리처드라는 남자가 차로 전신주를 들이받고 즉사했다고 말했다. 그리고 사고 직전 리처드의 마음 상태를 서술한 글을 읽게 한 후, 이제는 죽은 남자가 정신적 상태를 경험할 능력이 있을까라는 질문을 던졌다. "리처드는 아직 아내를 생각하고 있을까요?" "여전히 죽기 직전에 씹은 브레스민트의 향을 느낄 수 있을까요? 그는 살아 있고 싶어 할까요?"

학생들의 얼굴에 어떤 표정이 떠올랐는지 상상이 가리라. 영혼이 맛봉오리를 가지고 있는지, 성적 흥분을 하는지, 또는 두통을 느끼는지 생각해본 사람은 분명 많지 않을 테니까. 그렇지만 대부분의 학생들은 리처드의 마음이 죽은 후에도 계속 기능한다고 생각하는 듯한 답을 내놓았다. 이런 생각은 '심리적 연속성 추론(psychological continuity reasoning)'이라 할 수 있다. 별도의 척도에서 대다수 응답자들이 내세에 대한 어떤 신념을 가졌다고 대답한 것을 감안하면 그다지 놀라운 결과는 아니었다.

놀라운 것은 자신을 '영혼소멸주의자'라고 밝힌 많은 참가자들(그들은 다음과 같은 상자에 체크했다. "내가 생각하는 '영혼' 또는 한 사람의 의식적 개성은 신체가 죽으면 영원히 멈춘다")도 더러 심리적 연속성 반응을 보인다는 것이다. 영혼소멸주의자들 중 32퍼센트의 응답에서 감정과 욕망이 죽은 후에도 살아남는다는 숨겨진 추론을 엿볼 수 있었다. 또 다른 36퍼센트의 응답에서는 그들이 지식과 관련된 정신적 상태(기억, 믿음, 또는 앎 같은)에 대해 비슷하게 추론했음을 짐작할 수 있었다. 유달리 맹렬한 영혼소멸주의자 한 명만이 그 질문이 전부 바보 같다고 생각했고, 그런 질문을 했다는 이유로 나를 멍청이 취급했다. 그렇지만 그 역시 리처드가 당연히 자신이 죽었다는 것을 알 거라고 대답했다. 내세가 없다는 것을 리처드는 이제 알게 되었으리라는 거였다.

어쨌거나 무존재를 개념화하는 것이 왜 그토록 어려운 것일까? 나는 그에 대한 내 설명을 '모의제한 가설(simulation constraint hypothesis)'이라고 부르는데, 죽음이 어떤 것인가를 상상하려 시도할 때 우리는 자신의 의식적 경험의 배경에 호소한다는 것이다. 대부분의 사고 실험에 그런 식으로 접근하기 때문이다. 죽음은 우리가 경험한 어떤 것과도 '같지' 않다. 우리는 한 번도 의식 없이 의식적으로 존재한 적이 없기 때문에, 아무리 진정한 무를 가장 그럴

싸하게 흉내내려 애써봐도 역부족이다.

영혼소멸주의자들에게 그것은 마치 거울로 이루어진 복도를 들여다보는 것과 같다. 그러나 여기서 다루는 것은 착시가 아니라 주관적 경험의 인지적 반향이다. 스페인 철학자 미겔 데 우나무노(Miguel de Unamuno)가 1913년에 발표한 실존주의적 장광설《생의 비극적 의미》에는 작가가 바로 그 사실을 생각하느라 머리를 쥐어뜯는 모습이 생생히 담겨 있다. "당신의 의식을 무의식(no-consciousness)의 표상으로 한번 채워보라. 그러면 그게 불가능하다는 것을 알게 될 것이다. 그것을 이해하려고 하면 고문과도 같은 어지러움을 느끼게 될 것이다."

잠깐, 하고 당신은 말할지도 모른다. 우나무노는 무언가를 잊고 있는 것이 아닐까? 우리는 확실히 무에 대한 경험을 한 적이 있다. 매일 밤, 꿈도 없는 잠에 빠졌을 때 말이다. 그렇지만 이 가정은 착오다. 클라크의 말을 빌리자면 이런 식이다(강조는 필자). "우리는 이따금씩 한시적인 무의식을 경험하거나 '겪었다는' 인상을 가질 수 있다. 그렇지만 이는 물론 불가능하다. 무의식의 '무'는 경험한 실재가 될 수 없다."

심리적 불멸성이 죽음에 관해 생각하는 직관적이고 자연스러운 방식이라면, 어쩌면 어린아이들 중 일부는 그런 식으로 추론하는 경향을 보일지도 모른다. 여덟 살 때였나, 나는 우리 집에서 키우던 골든리트리버 샘의 유해가 집 뒤편 숲에 묻히는 것을 보았다. 그래도 나는 샘에게 마음이 있어서 내가 샘을 사랑했으며 작별인사를 하지 못해서 미안해한다는 것을 알 수 있을 거라고 생각했다. 샘의 영혼이 살아 있다는 것은 부모님이나 누군가가 내게 명시적으로 알려준 것이 아니었다. 비록 샘은 그저 한 줌 흙으로 돌아갔지만, 그리고 물을 머금은 상자에 봉해졌지만, 내 생각이 이상하다고 느낀 적은 한 번도 없었다.

그렇지만 만일 샘이 무엇을 경험하고 있었을지를 내게 물었다면, 나는 아마도 제럴드 P. 쿠처(Gerald P. Koocher)가 1973년 《발달심리학(Developmental Psychology)》에 발표한 연구 결과와 비슷한 소리를 웅얼거렸을지도 모르겠다. 당시 미주리대학교 컬럼버스캠퍼스에서 박사과정 중이었고 훗날 미국심리학협회 회장이 된 쿠처는 6~15세 아이들에게 죽으면 무슨 일이 일어날까를 물어보았다. 모의제한 가설과 들어맞게, 많은 아이들이 일상적인 경험을 바탕으로 죽음을 묘사했다. "잠처럼 '평화로움'을 느끼거나, 그냥 '아주 어지러운' 것"이라고 했다.

마음과 몸의 단절

그렇지만 쿠처의 연구만으로는 그런 생각들이 어디서 오는지를 알 수 없다. 모의제한 가설에 따르면 이런 유형의 사고는 배우는 게 아니라 타고난다. 하지만 다행히도 이런 가설은 반증 가능하다. 내세에 대한 믿음이 문화적 교화의 산물이라면, 아이들이 종교적 가르침이나 미디어를 통해, 또는 가족과 친구들을 통해 비공식적으로 그런 생각들을 갖게 된다면, 심리적 연속성 추론은 나이와 더불어 늘어난다고 예상하는 것이 합리적이리라. 그들이 죽음을 피할 수 없다는 사실을 더 잘 알게 되는 것도 있겠지만, 나이를 더 먹은 아이들은 내세 개념을 접해온 기간이 더 길 것이다.

사실 어떤 연구 결과들은 그와 반대되는 발달 추세를 보여준다. 《발달심리학》에 발표된 2004년의 한 연구에서, 플로리다 애틀랜틱대학교 심리학 교수 데이비드 F. 비요크런드(David F. Bjorklund)와 나는 3~12세의 아이 200명에게 같은 인형극을 보여주었다. 아기 생쥐에 관한 내용이었는데, 그 생쥐는 숲속에서 태평하게 산책을 하고 있었다. "바로 그때," 우리는 아이들에게 말했다. "그는 무언가 아주 이상한 것을 눈치챘습니다. 숲이 움직이고 있었던 것입니다! 악어 한 마리가 수풀에서 뛰어올라 그를 통째로 집어삼켰습니다. 아기 생쥐는 더는 살아 있지 않습니다."

앞서 이야기한 연구의 성인 피험자들과 마찬가지로, 아이들은 죽은 아기 생쥐의 심리적 기능에 대한 질문을 받았다. "아기 생쥐는 여전히 집에 가고 싶어할까?" 우리는 아이들에게 물었다. "생쥐는 여전히 아픔을 느낄까?" 연구에서 가장 어린 세 살에서 다섯 살까지의 아이들은, 더 나이든 두 집단의 아이들보다 심리적 연속성의 측면에서 추론할 가능성이 훨씬 높았다.

그렇지만 진정 흥미로운 부분은 다음에 나온다. 심지어 초등입학연령 전아이들도 생물학적 정지에 관해 확실한 개념을 가지고 있었다. 예컨대 아기 생쥐에게 더는 음식이나 물이 필요 없음을 알았다. 그리고 죽은 생쥐가 어른 생쥐로 자라지 못할 것도 알았다. 심지어 가장 어린 아이들의 85퍼센트는 생쥐의 뇌가 더는 작동하지 않는다고 말했다. 그렇지만 바로 그 아이들 대부분이 한편으로는 그 후 죽은 아기 생쥐가 배가 고프거나 목이 말랐을 거라고, 몸이 나아졌을 거라고, 형에게 아직 화가 나 있을 거라고 말했다.

그렇다고 이 초등입학연령 전 아이들이 죽음에 대한 개념을 가지고 있지 않다고 하기는 어려웠다. 거의 모든 아이들이 죽음 후에는 생물학적 요구가 사라진다는 것을 알았기 때문이다. 다만 아이들은 이 지식을 이용해 관련된 정신적 기능을 이론화하는 데 어려움을 겪는 듯했다.

진화론적 관점에서 보면 심리적 죽음에 관해 꼭 어떤 일관된 이론을 갖고 있을 필요는 없다. 캘리포니아대학교 로스앤젤레스캠퍼스의 인류학과 교수 H. 클라크 바렛(H. Clark Barrett)은 그 대신 "주체"의 중단(예를 들어 죽은 생물은 더는 갑자기 뛰어올라 여러분을 물어뜯지 않을 것이다)에 대한 이해가 아마도 생명을(따라서 유전자를) 구해주었을 거라고 믿는다. 다른 한편, 바렛은 마음의 중단을 이해하는 것은 아무런 생존적 가치가 없으며 진화론적 의미에서 불필요하다고 말한다.

2005년《인지(Cognition)》지에 실린 연구에서 바렛과 영국 맨체스터대학교의 심리학자 타냐 베네(Tanya Behne)는 베를린에 사는 네 살짜리 도시 아이들이 에콰도르의 슈아르 지역에서 사냥과 재배를 하는 아이들 못지않게 잠든 동물과 죽은 동물을 정확히 구분했다고 보고했다. 심지어 현대의 도시 아이들도 죽음을 알리는 지각적 신호를 감지하는 듯하다. "신체 껍데기의 파괴"(다른 말로 훼손된 시체)는 더는 그 주변에서 살금살금 걸어다닐 필요가 없다는 아주 확실한 신호다.

문화적 요인

한편 아이들은 아주 어릴 때부터 시신이 다시는 살아 돌아오지 않는다는 것을 알게 된다. 다른 한편, 역시 아주 어릴 때부터 아이들은 죽음에 지속적인 심리적 기능을 부여한다. 그런데 문화와 종교적 가르침이 거기에 끼어든다면, 어느 지점에 끼어들까?

사실 내세라는 개념을 접하는 것은 이 자연스런 인지적 태도를 풍요롭고 정교하게 만드는 데 핵심적 역할을 한다. 일종의 건축적 비계를 세우듯, 종교적 믿음에서 태어난 심리적 벽돌들이 문화를 통해 발달되고 장식되는 것이다. 최종 산물은 여러분이 무엇을 원하느냐에 따라 화려할 수도, 소박할 수도 있다. 소승불교의 복잡한 윤회 신앙에서부터 "나는 무언가가 있다고 믿는다"라는 유의 속세 철학까지 다양하지만, 그 재료는 모두 동일한 벽돌과 모르타르다.

하버드대학교의 심리학자 폴 해리스(Paul Harris)와 스페인국립원격교육대학교의 연구자 마르타 기메네즈(Marta Giménez)는 인터뷰 질문들에 의학적이거나 과학적 용어가 포함되면 그렇지 않은 경우보다 심리적 연속성 추론이 줄어든다는 것을 입증했는데, 이는 문화가 우리가 자연스럽게 갖게 되는, 마음의 죽음을 부정하는 경향에 영향을 미친다는 생각에 힘을 실어준다. 2005년 《인지와 문화 저널》에 발표된, 마드리드에 사는 7~11세 어린이들을 대상으로 한 연구 결과에 따르면, 신부님이 아이에게 할머니가 "하느님과 함께 계시다"라고 말하는 내용의 이야기를 들은 경우, 내용은 같지만 신부님 대신 의사가 할아버지가 "돌아가셔서 묻혔다"고 말하는 이야기를 들은 아이들에 비해 죽은 자에게 지속적인 정신적 상태를 부여할 확률이 더 높은 것으로 나타났다.

또한 아기 생쥐 실험을 복제한 연구 결과가 2005년 《영국 발달심리학 저널(*Journal of British Developmental Psychology*)》에 실렸는데, 거기서 심리학자 데이비드 비요크런드와 나는 스페인의 자우메I 대학교의 심리학자 카를로스 에르난데즈 블라시(Carlos Hernández Blasi)와 팀을 이루어 스페인 카스테욘의 가톨릭 학교에 다니는 아이들과 세속 공립학교에 다니는 아이들을 비교했다. 이전 연구에서처럼 양쪽 집단의 가장 어린 아이들(5~6세)의 압도적 다수가 아기 생쥐의 정신적 상태가 살아 있다고 말했다. 세속적이든 종교적이든 학제 유형은 아무런 차이를 보이지 않았다. 그러나 나이가 들면서 문화가 영향을 발휘해, 가톨릭 학교를 다니는 아이들은 세속학교에 다니는 아이들보다 심리적 연속성 측면에서 추론할 가능성이 높았다. 심지어 후자 집단에는 어린 영혼소멸주의자들이 소수 있기도 했다.

자유로운 영혼들

앞서 논의한 인지적 장애물 유형은 우리의 타고난 불멸 감각 때문일지도 모른다. 그렇지만 모의제한 가설은 그토록 많은 사람들이 내세 같은 비논리적 망상을 믿는 이유를 설명해줄지언정 왜 사람들이 육체를 벗어나 보이지 않는 헬륨 풍선인 양 영원의 영역을 떠도는 영혼을 상상하는지 관해서는 말해주지 않는다. 여전히 활동적인 마음이 두개골 안에 갇힌 채 광기어린 행복감을 느끼고 있다는 식의 내세를 믿어서는 안 될 이유가 하나도 없다. 하지만 거의 대부분이 그런 믿음을 가지고 있지 않다.

아직 기저귀를 차고 있던 시절, 여러분은 눈에 보이지 않는 사람들은 존재를 멈춘다고 배웠다. 심지어 발달심리학에 이런 기본 개념을 위한 화려한 용어가 있을 정도다. '인간 영속성(person permanence)'이다. 우리는 그에 대한 사회적 자각으로 인해 우리가 아는 사람들이 어딘가에서 무언가를 하고 있다는 암묵적 가정을 하게 된다. 예를 들어 벨파스트에서 이 글을 쓰고 있는 지금, 내 마음의 눈은 내 친구 진저가 뉴올리언스에서 푸들을 산책시키거나 남편과 장난으로 입씨름을 하는 모습을 떠올리고 있다. 모두 내가 알기로 그녀가 자주 하는 일들이다.

내가 2006년《행동과 뇌과학(Behavioral and Brain Sciences)》에 기고한 〈영혼들의 민담심리학〉에서 주장했듯이, 인간의 인지는 어떤 사람이 갑자기 존재하지 않게 된 것을 넣어 우리의 복잡한 사교 목록을 바로 갱신하도록 만들어져 있지 않다. 그저 누군가가 죽었다고 해서 인간 영속성 사고를 꺼버릴 수는 없다. 특히 가장 가깝고 우리 눈앞에 보이지 않아도 다양한 활동들에 적극적으로 참여하고 있다고 자주 생각하는 사람들의 경우에는 더 그렇다.

그리하여 인간 영속성은 아는 사람들의 죽음이라는-영원히 멈추어 생명 없는 잔류 탄소가 되었다는- 사실을 우리가 진정으로 깨닫는 것을 방해하는 최후의 장애물이 될 수 있다. 우리에게는 그들이 어떤 모호한, 우리가 볼 수 없는 곳에 존재하며, 죽음 후의 삶을 살고 있다고 상상하는 편이 훨씬 더 '자연스럽기' 때문이다.

5

향정신성 약물과 치료

환각제 화학자가 약물로
인체 내부를 탐사하다

데이비드 비엘로

알렉산더 슐긴(Alexander Shulgin)은 세계에서 가장 앞선 '마음속 비행사'다. 이 82세의 화학자는 300가지가 넘는 것으로 알려진 의식변화(혹은 향정신성) 화합물들 중 세상 그 누구보다도 더 많은 것을 만들어냈을뿐더러, 그 자신의 설명에 따르면 그중 200~250가지 이상을 자신에게 직접 실험했다. 그 약물들 대부분은 캘리포니아 주 버클리 동쪽 언덕에 있는 자택 뒤편의 퀴퀴한 냄새 나는 실험실에서 만들어졌다. 그는 그곳에서 26년간 함께 살아온 아내 앤과 함께 화학적 여행을 하고 있다.

"내가 그 약물들을 스스로 복용하는 것은 인간의 마음에 미치는 작용에 관심이 있기 때문입니다. 쥐나 생쥐를 대상으로 그걸 어떻게 검증하겠습니까?" 친구들에게 '사샤'로 불리는 슐긴은 말한다.

그는 그동안 자신의 주장에 대한 대가를 치러 왔다. 그가 만들어낸 어떤 약물들은 격렬한 구토와 마비, 그리고 뼈가 녹아내리는 듯한 고통을 비롯해 숱한 공포를 유발했다. 그리고 비록 일각에서는 슐긴이 치료 가능성이 엿보이는 새로운 향정신성 화합물을 발견하는 길을 닦아놓았다고 믿지만, 다른 사람들은 이제는 불법화된 그런 약물들의 장기적 남용으로 인한 피해가 그의 탓이라고 주장한다.

캘리포니아대학교 버클리캠퍼스 학생이던 1950년대에 슐긴은 메스칼린으로 처음 약물을 접했는데, 그것은 페요테 같은 근사한 선인장들에 함유된 천연 환각제였다. "태어나서 처음 보는 새로운 색채들이 보였습니다." 슐긴은 말한다. "눈앞에 보이는 것을 완전히 새로운 어휘로 해석할 수 있었습니다. 하지만 그 구조는 정말 단순하더군요!"

샌프란시스코 다우케미컬 사에서 생화학자로 재직하던 1960년대에는 강력한 메스칼린 분자를 가지고 놀고 싶은 마음을 억누르지 못했다. 그는 메스칼린과 비슷한, 정신을 몽롱하게 만드는 성질을 함유한 완전히 새로운 화합물을 만들어냈다. 일부는 효과가 좀 약했지만, 다른 것들은 더 강력하거나 독특한 효과가 있었다.

1965년, 미국 마약단속국의 자문역 등 여러 가지 일들을 위해 다우를 떠난 슐긴은 두 번째 아내인 앤에게 그가 만든 새로운 화학물질 중 최고를 선사했다. 가장 전망이 좋은 것은 열 명의 친구들로 구성된 친밀한 모임에 돌렸는데, 1990년대 중반에 마약단속국이 그의 실험실을 급습하여 불법 약물 관리 면허를 박탈했다.

그가 개인적으로 가장 좋아하는 것, 그의 표현에 따르면 "각별히 편안하고 매우 에로틱한" 약물은 화학 성분을 따서 간단히 2C-B로 불린다.

슐긴은 자신이 발명했거나 실험해본 다수의 화합물이 미국에서 차례차례 불법화되는 것을 지켜보았다. 그중에는 아무도 합성하지 않은 것과 그가 보기에 치료 효과가 있을 듯한, 엑스터시라는 이름으로 더 유명한 MDMA(3,4-methylenedioxymethamphetamine)도 있었다. "MDMA가 1급 마약 목록에 오르는 것을 보니 무척 슬펐습니다." 미국에서는 1급 마약을 제조하거나 이용하는 것을 금한다. "그 약물의 의학적 가치에 대한 연구가 중단될 거라고 생각했는데, 실제로 그렇게 되었습니다."

일부 연구자들은 향정신성 약물에 대한 정부의 대응으로 인해 인간의 의식을 들여다보는 고유한 창문을 빼앗겼다고 생각한다. 결국 생쥐들은 행복하게 대부분의 환각제와 마취제를 섭취하겠지만(마리화나에서 헤로인에 이르기까지) 그보다 더 흥분시키는 환각제들은 금지될 것이다.

"이상한 점은, 그런 약물들을 불법화하는 데 그치지 않고 과학적으로도 뒷걸음질을 쳤다는 겁니다." 존스홉킨스대학교 의과대학의 신경과학자로, 환각제 기초 연구의 재시동을 걸고 있는 연구자인 롤랜드 그리피스(Roland Griffiths)는 말한다. 그의 실험실은 흔히 '요술 버섯'으로 불리는 다양한 진균류의 활성 성분인 실로시빈이 지속적인 행복감을 안겨줄 수 있음을 밝혀냈다. 이것은 임상적으로 우울증에 걸렸거나 중독된 환자들에게 도움을 줄 수 있다.

기분 변화를 일으키는 새로운 화학적 경로를 찾기 위해 선인장 연구에 매달리고 있는 슐긴은 2060년경이면 다른 알려진 환각제들의 수가 300종에서 2000종으로 늘어날 것으로 내다본다. 슐긴은 될 수 있는 한 많이 발견하고, 그리고 표본화할 계획이다. "마치 복도로 가는 문을 여는 것과 같습니다. 긴 복도 전체를 따라 아직 열리지 않은 문들이 줄지어 있고, 모든 문 뒤에는 완전히 낯선 세계가 기다리고 있지요."

5-2 약물에 중독된 뇌의 모습

크리스토프 코치

1954년, 올더스 헉슬리(Aldous Huxley)는 물병자리 시대의 경전이라 할 《지각으로의 문(*The Doors of Perception*)》에서 메스칼린과의 첫 만남을 묘사했다. 메스칼린은 페요테 선인장에서 추출한 향정신성 물질로, 미국 원주민들은 전통적으로 종교적 목적을 위해 그것을 이용해 왔다. 헉슬리는 시각 세상의 심오한 변화를 겪었다고 말한다. 색채에서 소리가 들려오고, 시간과 공간이 서로 포개지고, 자아 개념이 사라졌다. 그는 흔히 종교적 환영에서 느긴다는 합일감, 평화로움과 행복, 또는 열락의 상태를 느꼈다. "잠시 후 크니포피아* 한 다발이 활짝 만개하며 내 눈앞에서 폭발했다.

＊백합과의 화려한 꽃.

엄청난 열정과 생명력으로 가득한 그것들은 금방이라도 입을 열 듯했다. 꽃들은 까마득히 위쪽으로 뻗어 있었고…… 이파리들을 내려다보니 더없이 섬세한 녹색 빛과 그림자들이 동굴처럼 복잡하게 뒤엉켜, 알 수 없는 수수께끼로 맥박치고 있었다."

그렇지만 최근 한 실험 보고서에 따르면, 놀랍게도 이처럼 지각 대상이 생생해지는 현상을 유발하는 원인은 뇌 활동이 활발해져서가 아니라 오히려 줄어들었기 때문이다. 그 이야기는 잠시 뒤 다시 하게 될 것이다.

반문화 운동이 꽃피웠던 1960년대에 메스칼린은 '요술 버섯'에서 얻을 수 있는 또 다른 천연 향정신성 화합물인 실로시빈과, 강력한 합성 환각제인 리

세르그산 디에틸아미드(LSD)와 함께 높은 인기를 누렸다. LSD 이용자들의 경험담과 심각한 정신병 증상 사이의 놀라운 유사점에 착안한 연구자들은 뇌간의 특정 뉴런 군집들이 분비하는 신경 전달 물질인 세로토닌이 양쪽 경험을 조절하는 데 관여한다는 가설을 세웠다. 실제로 이제는 주관과 행동에 미치는 환각제 특유의 효과가 세로토닌 2A 수용체(5-HT2A로 알려진)가 피질의 뉴런을 자극함으로써 시작된다는 사실이 명확히 밝혀졌다.

1960년대와 1970년대 초반, 이 모든 환각제들은 다양한 의학적, 정치적, 그리고 문화적 이유들로 인해 규제 약물로 지정되었다. 이들 약물은 지하세계로 들어갔고, 그들의 심리적, 생리적 그리고 신경적 영향에 대한 연구는 일절 중단되었다. 그러나 불안과 만성 통증을 완화하는 치료제로서의 가능성 덕분에 그런 약물들의 신경생물학에 대한 과학적 연구는 어느 정도 사회적 금기를 벗어나게 되었다. 잘 통제된 유럽의 많은 연구들은 환각제가 정상적 자원자들의 뇌에 미치는 작용을 주의 깊게 탐사해왔다.

지난 세기 말, PET를 이용한 기능적 뇌 영상 실험들을 통해 환각제를 복용한 자원자들의 전두엽, 특히 전전두피질(PFC)·전측대상피질(ACC)·섬피질이 놀랍게도 활성화된다는 사실이 밝혀졌다. 이는 흔히 환각제의 효과로 여겨지는 일상적 경험의 증폭 및 의식 팽창 양상이 평소보다 활발한 뇌 활동에서 나타난다는 기대와 들어맞았다. 그러나 임페리얼칼리지런던의 정신약리학자 데이비드 너트(David Nutt)와 동료들의 연구 결과, 그러한 시각은 완전히 뒤집어진다.

켜고, 주파수를 맞추고, 거부하라

영국의 과학자들은 스캐너 안에 누워 있는 자원자들의 정맥에 아무 해가 없는 소금물 용액(플라시보)이나 실로시빈 2밀리그램을 직접 투여했다. 기대한 대로, 피험자들은 약물 효과를 1~2분 안에 경험했다. 짧은 '여행' 동안 두 가지 다른 기능의 MRI 기술 중 하나를 이용하여 그들의 뇌를 스캔했다. 둘 다 일관성 있지만 아주 놀라운 결과를 보여주었다.

뇌 활동이 크게 감소되었다! 즉, 이 기분 전환 약물들은 시상, 안쪽 전전두피질(mPFC), 전측대상피질, 그리고 후측대상피질 같은 선택적 영역들에서 혈류를 포함한 혈류 역학적 활동을 떨어뜨렸다. 이런 영역들에서는 투입 전에 비해 최고 20퍼센트까지 활동이 감소했다. 더욱 놀라운 것은, 전측대상피질과 안쪽 전전두피질의 활동이 줄어들수록 피험자는 환각제 효과를 더 강하게 느꼈다는 것이다. 활동성 증가를 보이는 영역은 전혀 없었다. 뿐만 아니라 전전두피질과 뇌 뒤편의 피질 영역 간 소통이 교란되기도 했다. 놀라운 사실은 뇌의 특정 영역 내 혈류 역학적 활동의 감소가 전례없는 일이라는 것이다. 그리고 활동이 완전히 멈추지도 않았다. 그랬다면 몇 분 안에 영구 손상과 뇌사가 초래되었을 테니까.

fMRI에 혈류 역학적 활동으로 포착되는 것은 주로 신경 활동과 관련된다. 너트의 fMRI 데이터의 판독 결과, 요술 버섯 섭취로 인해 마음이 느슨해지면 많은 뇌 회로가 활성화되기보다는 잠잠해지는 듯하다. 티모시 리어리가* 히피들에게 말한 "켜고, 주파수를 맞추고, 거부하라"는 유명한 훈계가 갑자기 전혀 다르게 들린다.

＊Timothy Leary. 하버드대학교의 심리학자로, LSD를 대중화한 인물.

전측대상피질, 그리고 안쪽 전전두피질의 일부 영역은 변연계를 비롯한 영역들을 억제한다. 따라서 그런 억제가 느슨해지거나 반응이 약해지면 감정을 처리하는 변연계의 내용물과 아마도 감각 피질들이 상대적으로 더 지배적인 역할을 하게 될 것이다. 지각과 사고를 일으키는 것은 증진된 혈류 역학도, 신경 활동 그 자체도 아니다. 간질 발작은 결국 거대한 활동의 물결로 전체 피질을 집어삼켜 환자가 의식을 잃게 만드는, 고도로 동기화된 방전이다. 의식에 표상되는 특정 정보와 메시지들을 전달하는 것은 이질적인 뉴런 집단에 걸쳐 있는 삐죽삐죽한 산 같은 패턴이다.

아직까지 이 이론은 순전한 추론이다. 상세한 생물물리학적 기제와 다양한 뉴런들에 미치는 실로시빈의 효과는 아직 더 알아내야 하기 때문이다. 그리고 그런 놀라운 발견이 교과서에 실릴 정도로 공식화되려면 다른 연구팀들의 연구가 거듭되어야 한다. 더욱이 이전 PET 실험들과의 간극을 설명할 수 있어야 한다. 두 가지 중요한 차이점은 약물 섭취 방식(혈관 / 경구복용)과 측정 시간(즉각 / 한 시간 후)이다.

흥미로운 것은, 활동 감소가 가장 크게 나타나는 영역들이 뇌에서 상호 연결성이 가장 강력한 부분들이라는 사실이다. 그들은 별개의 영역들을 연결하는 원형 교차로나 허브를 이루어 작용한다. 따라서 실로시빈에 취한 뇌는 더 단절되고 더 파편화되는데, 아마도 환각 체험의 해리적 측면 중 일부는 이로써 설명할 수 있을 것이다. 하지만 왜 이런 약물들이 그처럼 대접받는 이유인 정신 이완 효과를 낳는지는 전적으로 불명확하다. 이 연구는 마음-뇌 경첩에 대해 알기가 왜 어려운지를 다시금 확인해준다.

5-3 LSD의 귀환 – 정신치료학으로

LSD를 발견한 앨버트 호프먼(Albert Hofmann)은 반문화 운동을 비난한다. 심리치료와 명상 같은 영적 수련들에 귀중한 보조제 역할을 해줄 가능성이 있는 화학물질이 그 때문에 변두리로 밀려났다는 것이 그의 주장이다. "10년 넘게 아무런 제약 없이 LSD를 과학적으로 연구하고 의학적으로 이용해오다가, 1950년대 말 서구 세계, 특히 미국을 휩쓸기 시작한 몽롱한 광기의 엄청난 파도에 휩쓸리는 바람에 LSD의 대부라는 내 기쁨은 흐려지고 말았다." 호프먼은 1979년에 간행된 회고록 《LSD : 내가 낳은 문제아(*LSD : My Problem Child*)》에서 그렇게 불평했다.

호프먼이 작년 102세로 별세하기 몇 달 전에 승리감을 맛보게 된 것은 바로 그 때문이었다. 그의 모국인 스위스에서 수십 년 만에 LSD에 대한 첫 과학적 연구가 시작되었다는 소식을 전해들은 것이다. "그분은 무척 기뻐하셨습니다. '오랜 소원이 마침내 현실이 되었다'면서요." 그 임상 실험을 이끌고 있는 내과의 피터 개서(Peter Gasser)는 말한다. "그분은 그 물질이 다시 의사들에게 돌아와야 한다고 말씀하셨지요."

예비 연구는 연구가 멈춘 곳에서 재개된다. 암처럼 생명을 위협하는 병에 걸린 환자들이 겪는 강렬한 불안 경험에 그 약물이 어떤 치료 효과를 발휘할 수 있을지를 탐구하는 것이다. 1940년대에서 1970년대까지 리세르그산 디에

틸아미드-25를 이용한 실험이 수백 건 이루어졌다. 그 대부분은 환자들이 다가올 죽음을 받아들일 수 있도록 개인적 통찰을 가능케 해주는 그 약물의 효과를 탐구하는 것이었다. 최근 몇 년간 일부 연구자들은 여러 가지 약물에서 실로시빈('요술 버섯'의 활성물질)과 MDMA(엑스터시)를 이런 '존재론적 불안'의 치유책 하나로 연구해왔지만 LSD는 연구 대상이 아니었다.

스위스 정신용해치료* 협회 회장으로 치료 목적의 LSD를 복용한 후, 협회에 가입한 개서는 최근 들어서야 자신의 연구 결과를 내놓기 시작했는데, 그것을 보면 환각제 연구의 어려움을 짐작할 수 있다. 스위스 보건부서의 승인을 받아 진행된 이 연구는 전체 연구 용역비 19만 달러의 대부분을 학제간환각제연구협회 한 곳에서 지원받고 있다.

*psycholytic therapy. 주로 신경이나 심신의 질병을 가진 환자들을 적은 용량의 향정신성 약물을 이용해 치료하는 방법을 가리킨다.

미국의 비영리재단인 그 단체의 목표는 환각제와 마리화나를 처방 약물로 만든다는 것이다. 2008년에 시작된 연구는 12명의 환자를 치료할 계획이다(여덟 명은 LSD 치료를 받고, 넷은 플라시보 치료를 받을 것이다). 자격을 갖춘 후보들을 찾기란 쉬운 일이 아니었다. 18개월이 지난 후에도 다섯 명밖에 모집하지 못했고, 그중 실험의 종일치료 요법을 통과한 사람은 네 명뿐이었다. "LSD는 평범한 치료가 아니기 때문에, 종양학자가 환자에게 추천하지 않을 겁니다." 개서는 안타까워했다.

약물을 투여받은 환자들은 정서적으로 도움이 된다고 느꼈고, 아무도 공황이나 그 밖의 예기치 않은 사건들을 경험하지 않았다. 우도 슐츠라는 환자는 독일의 주간지 《슈피겔(Der Spiegel)》에 LSD를 이용한 치료 덕분에 위암 진단을 받고 느낀 불안감을 이겨낼 수 있었다며, 약물 경험이 직장으로 돌아가는 데도 도움을 주었다고 말했다.

그 실험은 엄격한 규약에 따라 진행되었다. "LSD 치료 세션은 모두 오전 11시에 시작됩니다." 그리고 연구자들은 그전의 환각제 실험 때 간혹 저질렀던 실수를 하지 않기 위해 빈틈없이 준비했다. 그 실수란 다름아닌 약물 치료 동안 피험자들을 혼자 있게 놔둔 것이었다. 조용하고 어두운 방에서 여덟 시간짜리 세션이 진행되는 동안 개서와 동료인 여성 치료사 한 명은 응급의학 장비를 갖추고 자리를 지켰다. 또한 LSD를 받기 전에 피험자들은 심리 검사와 예비적 심리 치료를 받았다.

또 다른 집단 역시 LSD 연구를 시작했다. 영국에 본부를 둔 베클리재단은 피험자 12명을 대상으로 하는 캘리포니아대학교 버클리캠퍼스의 시범 연구에 연구비를 제공하는 등 협력하고 있다. 그 연구는 LSD가 어떻게 창조성을 북돋우며, 약물로 유도된 변화된 의식 경험에는 어떤 신경 활동의 변화가 따르는지를 평가할 것이다. LSD가 언제 환각제를 이용한 심리치료에 채택될지는 아직 모르지만, 더 나은 해법들도 얼마든지 존재할 가능성이 있다. "우리는 LSD보다 실로시빈을 선택했는데, 그것이 더 순하고 대체로 더 약하기 때문입니다." 캘리포니아대학교 로스앤젤레스캠퍼스의 정신의학과 교수 찰스 S. 그로브(Charles S. Grob)는 말한다, 그는 실로시빈의 효과가 말기 암환자들의 불안에 미치는 효과를 검증하기 위한 실험을 지휘하고 있다. "그것은 공황 반응을 완화하고 편집증을 일으킬 확률을 낮춰주는 듯합니다. 그러나 가장 중요한 것은 반세기가 넘는 세월 동안 실로시빈이 LSD에 비해 부정적인 관심도 덜 받아왔고 문화적 부담도 훨씬 덜하다는 사실이죠."

다른 사람들은 비교 연구의 중요성을 주장하는데(예컨대 LSD는 실로시빈과 어떻게 다른가), 연구 중단 기간이 그만큼 길었기 때문이다. 실로시빈 실험을 진행 중인 존스홉킨스대학교 연구자 롤랜드 그리피스는 이른바 선택적 세로토닌 재흡수억제제(SSRI) 계통 항우울제의 유형이 다양하다고 해서 그것들이 모두 똑같다는 뜻은 아니지 않느냐고 말한다. 어찌됐든 우드스톡 음악 축제의 40주년 기념일이 다가오는 이 시점에, 반문화 생활양식의 절정을 상징했던 향정신성 물질들은 이제 더 이상 히피의 영약만이 아니다.

롤랜드 R. 그리피스 · 찰스 S. 그로브

2004년 어느 봄날, 존스홉킨스의과대학원 행동생물학연구소에 50세의 보건 교육사인 샌디 룬달(Sandy Lundahl)이 찾아왔다. 미국에서 30년 만에 재개된 환각제 약물 연구의 피험자로 자원한 것이다. 설문지 작성을 마치고 여덟 시간 동안 함께 있게 될 두 감시요원과 잡담을 나눈 후, 그녀는 세션 장소인 거실 같은 안락한 공간에 편안히 자리를 잡았다. 이윽고 그녀는 파란 캡슐 두 개를 삼키고 소파에 몸을 기댔다. 긴장을 누그러뜨리고 자기 내면에 초점을 맞출 수 있도록 눈가리개와 헤드폰을 장착했다. 헤드폰에서는 특별히 고른 클래식 음악이 흘러나왔다.

그 캡슐에는 LSD와 메스칼린처럼 기분과 지각의 변화를 일으키되 실제 환각은 거의 일어나지 않는 '요술' 버섯의 주요 성분인 실로시빈이 고용량으로 들어 있었다. 세션이 끝날 무렵 실로시빈 효과가 약해졌을 때, 룬달은 환각제를 처음 접해본 경험에 관해 설문지를 추가로 작성했다. 응답에 따르면 그녀는 치료실에 있는 동안 많은 문화권에서 오랜 시대에 걸쳐 영적 수련자들이 보고해온 것과 비슷한 심오한 신비주의적 경험을 했다. 그 경험은 모든 사람 및 사물과 연결되는 감각으로, 시간과 공간을 초월한 성스럽고 희열에 찬 느낌을 동반한다.

1년 후 후속 방문 때, 그녀는 그 경험을 매일 생각했으며, 그것을 평생 개인적으로 가장 의미 깊고 영적으로 중요한 사건으로 여긴다는 놀라운 이야기를 털어놓았다. 자신의 기분·태도·행동이 긍정적으로 변화했으며, 전반적 삶의 만족도가 눈에 띄게 높아졌다고 보고했다. "마치 그 경험으로 인해 제 영적 발달의 실타래가 술술 풀려나가게 된 것 같아요. 아직까지도 통찰력의 파문이 번져나가곤 해요.…… 훨씬 사랑이 넘쳐요. 예전에 다른 사람들에게 주었던 상처들을 갚아나가고 있어요.…… 갈수록 사람들을 통해 흘러나오는 신성의 빛이 더 느껴져요."

그리피스가 룬달을 포함해 36명의 참가자를 대상으로 2001년 시작해 2006년 발표한 존스홉킨스 연구의 후속 보고서는 그 2년 후에 발표되었다. 초기 논문이 《정신약리학(Psychopharmacology)》에 실리자, 과학계는 오랫동안 휴면 상태에 있던 연구 분야의 부활을 환영했다. 존스홉킨스의 실로시빈 연구는 두 가지 경로를 따라 이루어졌다. 하나는 건강한 자원자들을 대상으로 약물의 심리정신적 효과를 연구하는 것이다. 또 하나는 환각제가 일으킨 변화한 의식 상태(특히 신비주의적 경험)를 통해 현재의 치료로는 그다지 효과를 보지 못하는 다양한 정신의학적·행동적 질병들을 완화할 수 있느냐를 연구하는 것이다. 이들 연구에서는 주로 실로시빈, 이른바 전통적 환각제를 이용했다. 이 계통의 다른 약물들(실로신,* 메스칼린, 디메틸트립타민,** LSD)과 마찬가지로 실로시빈은 신호 분자인 세로토닌의 뇌세포 수용체에 작용한다. 혼란스러운 점은 전통적 환각 물질과는 다른 약리학

*체내에 흡수된 실로시빈.
**DMT. 변종 아카시아 씨앗 등에서 추출하는 환각제의 일종. 원시종교나 일부 현대 종교의 의식에 이용되었다.

적 효과를 발휘하는, 다른 약물 분류에 속하는 물
질들 역시 매스미디어와 역학 보고서들에서 '환각
제'라는 꼬리표를 달고 있다는 것이다. 그 가운데
일부인 케타민,* MDMA('엑스터시'로 더 친숙한),
살비노린 A,** 이보가인*** 같은 화합물은 치
료제로서의 가능성을 보이고 있다.

*ketamine. 전신마취에 이용
되는 마취제의 한 종류.
**salvinorin A. 멕시코산 식
물인 살비아 다비노린의 주요
활성분자.
***ibogaine. 아프리카 서부
에 서식하는 관목에 함유된 천
연 환각 물질.

리어리의 유산 극복하기

환각제를 이용한 치료법 연구는 1950년대에 시작된, 총 수천 명의 피험자들
을 대상으로 한 연구들의 놀라운 증거들을 검증하는 것이 목표다. 이런 연구
들 중 일부는 환각제가 약물 중독을 치료하고 말기 질환의 심리적 고통을 완
화하는 데 도움을 줄 수 있다는 실마리를 던졌다. 그러나 1970년대 초 여가
목적의 환각제, 주로 LSD 사용이 늘고 언론에서 선정적으로 다루면서 연구
가 중단되었다. 1963년에 환각 물질을 이용한 비전통적 연구 방법들에 관한
우려가 일면서 티모시 리어리와 리처드 앨퍼트(Richard Alpert)가 하버드대학
교에서 해고된 사실이 대중적으로 알려진 것 또한 그 분야에 오명을 입혔다.
특히 앨퍼트는 캠퍼스 밖에서 한 학생에게 실로시빈을 제공하기도 했다.

잘 모르는 물질이 감독도 받지 않고 널리 이용될 수 있었던 것은 어느 정도
리어리의 카리스마 넘치는 강력한 옹호 때문이었다. 하지만 그것은 결국 반발
을 낳았다. 1970년 관리대상의약품법(Controlled Substances Act)은 흔한 환각

제들을 1급(Schedule Ⅰ), 즉 가장 엄격하게 관리하는 범주로 분류했다. 인간 연구에 새로운 제약이 가해지고, 연방 기금이 끊겼으며, 이런 분야에 종사한 연구자들은 변두리로 밀려났다.

이처럼 연구를 가로막은 불안 가득한 태도들이 누그러져 사연 많은 이들 물질에 대한 엄격한 인간 연구가 허용된 것은 그로부터 수십 년이 흐른 뒤였다. 환각 물질이 유발한 신비주의적 경험들이 연구자들의 관심을 끈 것은 특히 그런 경험들이 기분과 행동에서 빠르고 지속적인 긍정적 변화를 일으킬 가능성이 있기 때문이다. 전통적인 심리 치료법으로 그런 변화를 달성하려면 몇 년의 노력이 필요할 것이다. 존스홉킨스 연구는 그런 경험을 실험실에서 대다수 피험자들에게서 끌어낼 수 있음을 보여줌으로써 큰 흥분을 불러일으켰다. 최초로 피험자들을 약물 복용 전과 후에 추적하는 엄격하고 전향적인 과학적 탐사가 가능해졌다. 연구자들은 이런 유형의 연구를 통해 이와 같은 특별한 경험의 원인과 심리와 행동에 미치는 영향을 검증할 수 있다.

존스홉킨스 연구자들은 최근 연구에서 약물 없이 저절로 일어나는 신비한 경험들을 평가하기 위해 고안된 설문지를 이용했다. 또한 실로시빈 연구로부터 각각 2개월 후와 14개월 후의 전반적 심리 상태를 살폈다. 데이터는 피험자들이 자신감 및 내적 만족감 증대, 좌절감 극복 능력 향상, 불안감 저하와 전반적 행복의 증대를 경험했음을 보여주었다. 그들의 약물 실험 참가를 모르는 친구와 가족, 그리고 직장 동료들에게 그들의 행동을 평가하게 한 결과도 피험자의 자기 평가와 일치했다. 피험자들의 전형적인 반응은 다음과 같았다.

"모든 것이 하나이고 내가 우주의 본질이라는 것을 경험했어요. 또 하느님이 우리에게 사랑 말고 더는 아무것도 요구하지 않는다는 느낌이 들었어요. 저는 혼자가 아니에요. 죽음이 두렵지 않아요. 제 자신에게 좀 더 참을성이 생겼어요." 또 다른 참가자는 그 경험에 관해 책을 쓸 정도로 큰 영감을 받았다.

고통으로부터의 해방

40년 전 환각 물질 기반 치료에 대한 연구가 중단되면서 그와 관련된 알코올을 비롯한 약물중독 치료, 암환자의 불안, 강박신경증, 외상 후 스트레스 장애, 정신신체장애(精神身體障碍), 심각한 성격병리, 그리고 자폐 등에 대한 연구 역시 중단되었다. 당시 발표된 연구의 대부분은 환각 물질을 이용한 치료 사례의 일화들이 중심이 되었으며, 통제된 임상 실험에 비하면 근거가 훨씬 빈약했다. 심지어 그 시대의 가장 탁월한 연구들도 현대의 임상 심리약리학 연구에서 표준이 된 엄밀한 통제 조건과 방법론을 이용하지 못했다.

암환자들은 흔히 심각한 불안과 우울증을 겪는데, 항우울제와 불안 완화 약물들은 그들에게 큰 도움을 주지 못한다. 1960년대와 1970년대 초반, 200명이 넘는 암환자들에게 전통적인 환각 물질을 처방하는 일련의 임상 연구가 이루어졌다. 1964년에 심각한 통증이 있는 말기 환자들에게 LSD를 처방한 시카고의과대학의 에릭 카스트(Eric Kast)는 환자들이 병세의 심각성을 무시하는 기묘한 반응을 보였다고 보고했다. 환자들은 "서구 문명에서는 부적절하게 여겨지지만 그들의 심리 상태에는 이로운 정서적 태도로 임박한 죽음에 관해 거리낌없이 이야기했다"는 것이다. 스타니슬라프 그로프(Stanislav Grof)와 윌리엄 리처즈(William Richards)는 볼티모어 근교 스프링그로브주립병원의 (나중에는 메릴랜드 정신의학연구소의) 동료 연구자들과 함께 LSD와 다른 전통적 환각 물질인 디트로필트립타민(DPT)을 이용한 후속 실험을 했다. 실험 결과 환자들은 우울증과 불안 및 죽음에 대한 공포가 줄어들었고, 신비주의 유형의 경험을 한 환자들은 심리적 행복 척도에서 가장 큰 개선을 보였다.

우리 중 한 명(그로브)은 이 연구를 업데이트했다. 2010년 9월호《일반정신의학 아카이브(Archives of General Psychiatry)》에는 12명의 말기 암환자들에 대한 실로시빈 치료가 불안감을 감소시켰는지를 평가한 하버-UCLA 의과대학원의 2004~2008년 시범 연구 결과가 실렸다. 비록 어떤 결정적 결론을 내기에는 규모가 너무 작았지만, 그럼에도 연구는 고무적이었다. 환자들은 불안이 감소하고 기분이 나아졌으며, 그러한 효과는 실로시빈 치료가 끝나고 몇 달 후까지 지속되었다. 몇 년 전에 진행된 연구들과 마찬가지로, 환자들은 다가오는 죽음에 대한 공포도 줄어들었다고 알려왔다. 존스홉킨스와 뉴욕대학교는 이제 암환자를 대상으로 실로시빈 용량을 더 높인 연구도 진행하고 있다. 이전 연구들로 미루어 짐작건대 그것은 지속적인 치료 효과에 핵심적인 신비주의적 경험을 유도할 듯하다. 스위스에서는 실로시빈 대신 LSD를 이용한 비슷한 시범 연구가 시작되었다.

알코올중독자와 흡연자, 그 밖의 약물중독자들이 종종 약물 없이 저절로 일어난 신비한 경험에 깊은 영향을 받아 중독을 극복한 사례들이 있다. 환각 물질 임상 연구는 이런 경험들의 치료 효과 가능성을 인식하면서 처음 시작되었다. 수십 년 전에 실시된 이런 중독 연구에 1300명 이상의 환자들이 참가했고, 그 결과는 20여 건이 넘는 간행물로 발표되었다. 그중 일부 연구는 거의 준비가 돼 있지 않은 환자들에게 심리적 지원을 해주지도 않고 고용량의 약물을 투여했다. 심지어 일부 환자는 침대에 묶여 있었다. 한편 '세트 앤드 세팅'의* 중요성을 인지하고 환자들에게 더 나은 지원을 해준 연구자들은 대체로 더 좋은 결과를 볼 수 있었다. 이러한 초기 연구 결과들은 밝은 전망을 보여주지만 결정적이지는 않다.

> *set and setting. 도취 경험 과정에 영향을 미치는 모든 조건. '세트'는 약물 사용자가 약물을 사용하기 전에 느끼는 기대감이나 정서적 상태 등을, '세팅'은 외부 주변 정황, 특히 도취 경험이 일어나고 있는 환경을 가리킨다.

더 나은 방법론을 갖춘 새로운 세대의 환각제 연구는 이런 약물들이 실제로 중독을 극복하는 데 도움이 되는지를 판가름할 수 있을 것이다. 그리피스와 매튜 존슨(Matthew Johnson)은 존스홉킨스의 동료 연구자들과 함께 사고와 행동 변화를 통해 중독을 끊고 절제를 유지하는 방법을 가르치는 인지행동 치료를 실로시빈 치료로 보완하는, 금연 시범 연구를 시작했다.

최근에는 중독 치료를 넘어, 실로시빈이 강박신경증을 완화시킬 수 있는지를 검증하기 위한 연구가 시작되었다. 다른 행동 기제를 가진 규제 약물들 또한 치료제로서의 가능성을 보여주고 있다. 최근 연구들은 소량의 케타민(흔히 마취제로 이용된다)이 프로작(Prozac) 같은 전통적 항우울제보다 우울증을 더 빠르게 완화시킬 수 있음을 입증했다. MDMA를 이용한 사우스캐롤라이나의 최근 실험은 전통적 치료법의 효과를 보지 못한 환자들의 외상 후 스트레스 장애를 성공적으로 치유했다. 스위스와 이스라엘에서도 비슷한 MDMA 실험이 진행 중이다.

위험과 앞으로 가야 할 길

전통적 환각 물질을 이용하는 치료법이 허가를 받으려면 '환각에 물든 60년대'의 약물 과용과 더불어 대두한 우려를 넘어서야 한다. 환각제들은 때로 불안, 편집증 또는 공황을 유발할 수 있는데, 감독이 제대로 이루어지지 않으면 사고로 인한 부상이나 자살로 이어질 수 있다. 세심한 감독과 임상심리학자들을 기용해 최소 8시간의 준비 과정을 거친 존스홉킨스 연구에서도 참가자들 중 약 1/3이 한때 심각한 공포를 경험했고, 약 1/5은 치료 도중 한때 편집증을 일으켰다. 하지만 연구소에서 가정집처럼 안락한 공간을 제공하고 훈련된 안내원들을 상시 배치한 덕분에 존스홉킨스 참가자들은 지속적인 부작용은 전혀 경험하지 않았다.

환각 물질이 지닌 잠재적 위험들로는 지속적인 정신병, 심리적 고통, 또는 며칠이나 그 이상 지속되는 시각 또는 다른 감각들의 교란 등이 있다. 그런 부작용들은 드물게 나타나며, 심리적 준비 과정을 거치고 세심한 감시를 받는 참가자들에게서는 더욱 드물게 나타난다. 전통적 환각 물질은 더러 과용하는 (이용자나 다른 사람들의 안전을 위협하는 방식으로 이용되는 것) 문제를 발생시키기는 해도, 강박적인 약물 복용이나 금단 증상을 유발하지는 않기 때문에 일반적인 의미에서 중독 약물은 아니다.

역반응을 최소화하기 위해 존스홉킨스 연구팀은 최근 고용량의 환각 물질을 이용하는 연구를 수행할 때 안전 규정을 내놓았다. 약물의 위험성에 대처하는 연구자들의 능력, 그리고 암환자나 약물중독자의 삶을 변화시키는 이런 약물들의 잠재적 능력을 감안할 때 우리는 이런 연구가 지속되어야 한다고 본다. 환각 물질들이 약물중독이나 말기 암환자들이 느끼는 존재론적 불안을 치료하는 데 유용하다는 것이 사실로 입증된다면, 앞으로의 연구들은 약물로 유도된 경험들이 섭식장애, 위험한 성적 행동이나 더 광범위한 부적응적 행동, 나아가 공중보건의 중요한 문제들을 치료하는 데 도움이 되는지를 살펴볼 수 있을 것이다.

1960년대에는 존재하지 않았던, 이런 약물들의 작용 기제를 좀 더 잘 이해하게 해주는 신경 영상과 약리학적 기술들 역시 도움을 줄 수 있다. 약물에 도취된 사람들이 느끼는 강렬한 감정과 사고에 관여하는 뇌 영역들에 대한 영상은 환각 물질이 유발하는 신비주의적 경험의 생리학적 기제를 들여다볼 수 있게 해줄 것이다. 또한 신비주의적 경험과 바람직한 행동 변화를 유발하기 위해 명상이나 금식 같은 전통적 영적 실천(1930년대에 뉴욕시 타운스병원의 빌 월슨이 술을 끊고 AA를* 창립하도록 영감을 준 그런 종류의 경험)보다 더 빠르고 효과 좋은 비약리학적 접근법에 대한 연구들도 이루어질 수 있을 것이다.

*익명의 알코올중독자. 중독으로부터 벗어나기 위해 서로 지지하는 알코올중독자들의 모임.

신비주의적 경험이 어떻게 자신과 타인에게 더 자애로운 태도를 가지게 해주는가를 이해한다면 심리적 행복과 건강을 지켜주는 영성의 역할(잘 입증된)을 설명하는 데도 도움이 될 것이다. 신비주의적 경험은 모든 사람과 사물이 서로 관련되어 있다는 심오하고 지속적인 감각을 안겨줄 수 있다. 이는 세계의 종교적·영적 전통들의 윤리적 가르침 뒤에 놓여 있는 시각이다. 그렇다면 전통적 환각 물질의 생물학에 대한 이해는 인간의 윤리와 협동을 가능케 하는 기제를 밝혀내는 데 도움을 줄 수도 있으리라. 궁극적으로 우리는 그것이 인류라는 종의 생존에 매우 중요하다고 믿는다.

6

영성의 수수께끼

나디아 웹

활동 중인 뇌를 관찰하는 연구에서, 더 섹시한 쪽은 우반구인 듯하다. 그곳은 오르가슴을 느낄 때 불이 켜지는 곳이다. 피질 대부분이 어둡지만 오른쪽 전전두피질만 밝은 섬이 된다는 연구 결과도 있다. 또한 뇌손상으로 인해 공공 장소에서 수치심 없이 성적 행동을 보이는 '과잉성욕자(hypersexual)'의 우반구에서 과다한 활동이 나타난다는 새로운 연구 결과도 있다.

여기서 놀라운 점은, 쾌락을 담당하는 영역이 전통적으로 우반구가 아니라 좌반구라고 여겼다는 것이다. 우반구는 행복한 기억을 떠올리고 서로에 대한 사랑을 생각할 때, 그리고 과대망상이나 조증 상태 때 가장 높은 활동성을 보인다. 그뿐만 아니라 우울증이 없는 사람들은 우반구의 활동이 상대적으로 더 활발하고, 불행한 사람들은 덜 활발하다. 만약 뇌가 더 단순하고 좀 더 협조적인 기관이었다면, 좌뇌는 오르가슴을 느낄 때 7월 4일처럼 번쩍거릴 것이다. 그러나 그것은 놀랍도록 조용하다. 왜 그럴까?

지금으로부터 10년 전까지만 해도 신경과학은 기쁨, 성적인 것, 또는 그 밖의 것에 대해 논평할 과학적 근거가 거의 없었다. 우리 사회가 아무리 성적인 것들에 매혹되어 있어도 "오르가슴은 과학에서 다룰 만큼 비개인적이고 3인칭적 대상이 아니다." 연구자인 젬마 오브라이언(Gemma O'Brien)의 말이다. 신경과학은 그런 물컹물컹한 주제들을 피하려다 보니 인간 경험의 중요한 부

200

분을 아우르지 못하는 절름발이 신세가 되었다. 자의식 감소, 육체적 지각의 변화 및 통각의 감소는 성스러운 것과 세속적인 것을 막론하고 행복의 공통된 현상이다. 그리고 쾌락은 좌측 전두엽과 관련되어 있다 해도, 다른 세 특성은 좌우 모두와 관련되어 있다.

고통의 부재는 아마도 쾌락과 비슷할 듯하지만 나머지 둘(정체감과 신체의 경계가 사라지는 느낌)은 그처럼 분명하지 않다. 자의식은 잠깐 머물다 가는 것이 아니다. 윌리엄 제임스는 자아를 다양한 경험과 감각 동안에도 줄곧 유지되는, 의식의 알맹이로 묘사했다. 자아는 의식의 흐름과 내적인 관찰자 사이에서 둘로 나뉜다. 단, 우리가 신비주의로 녹아드는 드문 순간들은 예외다.

자의식은 의식적 경험을 조직하는 지속적인 비판자로 존재한다. 인지의 기본 작용은 우리 자신에게 (종종 우리 자신들에 관한) 이야기를 들려주는 것이다.

지속적인 자기관찰에서 벗어나는 것은 생각보다 큰 쾌락인 듯하다. 로이 바우마이스터(Roy Baumeister)는 자의식의 제약을 주제로 책을 썼다. 다양한 문화권의 사람들은 알코올, 약물, 자기최면 의식들로, 그리고 힘든 시기에는 자살로 자각을 흐린다. 명상은 자기몰두로부터 벗어나고 지속적인 행복감을 느끼게 해주는 방법 중 하나다. 그것은 아마도 평가, 비교, 계획과 자기검열에 관여하는 일부 영역의 활동을 누그러뜨리는 듯하다. 좌측 전전두피질의 활성화는 행복과 관련되는데, 티베트 수도승들은 연민에 관한 명상을 할 때 단순한 사고에 의해 이 영역에서 가장 높은 활동성을 보여주었다. 명상자들이 보고한 심오한 감각은 뇌의 쾌락 중추에서 일어나는 활동과 상호 대응하는데,

좌측 전뇌다발(left forebrain bundle), 전측 섬피질 그리고 중심전회(precentral gyrus) 같은 것들이다. 이 명시적 쾌락에는 감정적 자기조절의 변화가 따른다. 한 연구에 따르면 명상자들은 사고와 느낌들을 개념적으로는 더 많이 인지하고 있지만, 감정적 동요는 덜 느낀다. 두 반구 모두 자기관찰에 관여한다.

신체의 경계에 대한 자각이 사라지는 현상 역시 쾌락과 관련되는데, 여기에도 뇌 양쪽이 다 관여한다. 오르가슴과 명상은 둘 다 신체적 경계의 감각을 용해시키지만, 활성화 패턴은 서로 다르다. 명상 작용은 우측 각회(angular gyrus) 같은 대뇌 영역을 중심으로 일어난다. 타인의 시각으로 자신을 생각해볼 때, 신체 이탈 경험이나 기시감을 느낄 때, 그리고 신경학적으로 불명확한 장애를 지닌 환자들에게서 자신의 마비나 신체적 질병에 대한 자각이 사라질 때 가장 활발해지는 구체적 뇌 영역들의 활동을 증진시킴으로써 신체적 자각을 변화시키는 것이다.

그렇지만 오르가슴 때는 소뇌의 심부핵과 충부(vermis)에 불이 들어온다. 소뇌는 뇌 뒤편에 박힌 "모터 조각"으로 여겨져 왔다. 심부핵은 수수께끼지만 계획 및 행동 시작, 운동 학습, 리듬, 동기화와 운동 유연성에 관여하는 듯하다. 충부는 의식적 자각 바깥에서 공간 속 신체의 움직임을 추적한다. 명상이 몸 밖에 머무는 고양된 감각이라면 오르가슴은 몸 안에 머무는 고양된 감각인 듯하다. 알아차림 명상의 단절성("나는 내 생각이 아니다. 나는 이 경험이 아니다.")은 섹스의 자기망각의 반전이라고 할 수 있다. 섹스의 핵심은 경험에 흠뻑 빠져드는 것, 그리고 관계 그 자체니까 말이다.

타이타닉과 임사체험의 과학

제니퍼 우엘렛

제임스 카메론의 1997년 블록버스터 영화 〈타이타닉〉은 박스오피스 기록을 갈아치우며 엄청난 상찬을 받았다. 그것은 역사상 가장 높은 수입을 올린 영화의 하나로 남아 있다. 호소력의 큰 부분을 차지하는 것은 비운의 젊은 연인을 둘러싼 (허구의) 이야기다. 가난한 미국인 화가 잭 도슨(레오나르도 디카프리오)은 결국 런던의 사교계 명사인 로즈(케이트 윈슬렛)를 살리려고 자기 목숨을 버린다.

훌륭한 비극적 사랑 이야기는 시간의 검증을 거친 영화적 성공의 레시피이고, 타이타닉은 그 스펙터클을 제대로 전달한다. 설령 그 신파극에 마음이 동하지 않은 사람들이라 해도, 그 비극적 난파 사건의 풍성한 재연에는 빨려들지 않을 수 없을 것이다. 타이타닉에는 그 무언가 깊은, 무의식적 심금을 건드리는 것이 있다. 카메론의 작품을 단순한 할리우드 영화 이상으로 끌어올린 것은 바로 그 점이다.

'그 무언가'가 뭔지 정확히 짚어내기란 어려운 일이지만, 공상과학 작가인 코니 윌리스(Connie Willis)는 2001년에 발표한 소설 《패시지(Passage)》에서 바로 그것을 해냈다. 나는 오래전부터 윌리스의 팬이었다. 과학자의 회의적 사고와(그녀의 남편은 물리학자다) 시인의 영혼을 지닌 그녀는 과학적 사실, 공상과학, 문학적 암시와 은유를 기억에 남는 등장인물 및 멋진 스토리텔링과 결합한다. 그녀는 수많은 상을 탔고(가장 최근에는《블랙아웃(*Black Out*)》과《이상 무(*All Clear*)》라는 두 소설로 수상했다) "1980년대와 1990년대의 가장 영예로운 공상과학 작가 중 한 사람"이 되었다.

윌리스는 시간여행과 카오스 이론과 유행의 사회학을 다루었지만(《둠스데이 북》,《개는 말할 것도 없고》,《벨웨더(*Bellwether*)》),《패시지》에서 궁극의 질문에 매달린다. 죽음 이후에 삶이 존재하는가? 신체가 죽은 후에도 우리 의식의 일부는 지속되는가? 그 주제를 탐구하기 위해 그녀는 임사체험의 과학을 다룬다. 적어도 임사체험을 경험했다고 주장하는 약 700만 명의 사람들을 믿는다면, 터널 끝에 빛이 보인다는 그 유명한 이야기를 믿어야 한다. 임사체험에 대한 문헌은 약 2000년 전으로 거슬러 올라가며, 전 세계 어디서나 찾아볼 수 있다.

'임사체험'이라는 용어를 처음 만든 레이먼드 무디(Raymond Moody)는 의학박사로 환자들의 증언을 바탕으로 내세에 대한 책을 몇 권 썼다. 그는 임사체험이 영혼(뇌와 별도로 존재하는 의식)이 있다는 증거이자, 내세가 존재한다는 증거라고 믿는다.

그는 전형적인 임사체험을 몇 가지 특징으로 요약한다. 우선 기묘한 소음인데, 따르릉 소리나 윙윙 소리처럼 들리기도 한다. 더할 나위 없이 행복한 듯한 평화로운 느낌과, 종종 자기 몸을 떠나는 경험도 있다(마치 자기 몸 위로 떠올라 높은 곳에서 관찰하는 것 같은 느낌). 터널 끝에는 예의 그 빛이 보이고, 사랑하는 사람들이나 천사나 다른 종교적 존재들이 마중을 나오며, 일종의 '주마

등'이 보인다. 자신의 삶이 눈앞에 펼쳐지는 것이다.

그렇지만 회의론자 사전(Skeptic's Dictionary)이 놓치지 않고 지적했듯이, 무디의 책은 임사체험의 약 15퍼센트가 그야말로 지옥 같은 경험이라는 사실을 무시한다.

그와 같은 사건이 발생하는 동안 뇌에서 어떤 일들이 일어나는지 엄밀한 과학적 연구가 몇 차례 이루어졌다. 그중에서 영국의 저명한 의학 전문지《랜싯(Lancet)》에 발표된, 2001년 네덜란드에서 실시된 연구가 잘 알려져 있다. 연구자들은 심장마비에서 회생한 환자 344명을 검사했고, 일주일 후에 그들이 기억하는 것(뭔가를 기억할 경우)에 관해 인터뷰를 했다. 결과는 다소 놀라웠다. 약 18퍼센트가 임상적 사망 상태일 때 일어난 일의 일부를 회상할 수 있었고, 8~12퍼센트는 일종의 임사체험을 했다고 말했다.

신경화학은 그에 대해 신뢰할 만한 설명 몇 가지를 제공한다. 아마도 임사체험은 내세의 증거가 아니라, 죽어가는(산소가 박탈된) 뇌가 일으키는 착각일 것이다. 심장마비와 응급실에서 사용하는 마취제는 임사체험과 비슷한 뇌 상태를 유발할 수 있다. 네덜란드 연구자들은 "비슷한 경험들이 측두엽의 전기적 자극을 통해 유도될 수 있다"는 사실을 발견했다. 예컨대 엔도르핀이나 세로토닌 같은 신경화학 물질과, LSD나 메스칼린 같은 환각제도 그런 효과를 낳는다.

2006년 10월《뉴사이언티스트(New Scientist)》지에 실린 논문에서, 켄터키 대학교의 신경생리학자 케빈 넬슨(Kevin Nelson)은 임사체험을 일종의 "렘 방해(REM intrusion)" 현상으로 설명하는 이론을 펼친다. "임사체험의 요소들은 렘 상태와 예사롭지 않은 유사성을 가지고 있다"는 것이다.

그는 렘 방해를 "극도의 스트레스를 받아 뇌 회로에 발생한 작은 문제로 자각 상태가 뒤엉켜 렘수면과 일부 깨어 있는 상태가 동시에 존재하는 것"으로 설명한다. 임사체험 때도 그와 다소 비슷한 상황이 일어난다고 그는 추론한다. 단, 이 이론에 대한 평가는 아직 나오지 않았다.

카를 잔센(Karl Jansen)은 환각 물질인 펜시클리딘(PCP) 계통에 속하지만 훨씬 효과가 유순한 케타민을 이용해 임사체험을 유도하는 데 성공했다. 케타민은 단순히 고통을 완화하는 것을 넘어 단절을 유발하는 방식으로 작용하는 마취제다. 잰슨에 따르면 임사체험을 유발하는 조건들(저산소·저혈류·저혈당 등)은 뇌세포를 죽일 수 있고, 뇌는 종종 그런 세포들을 보호하기 위해 케타민과 매우 유사한 화학물질을 분비함으로써 반응한다. 아마도 그것이 '유체이탈' 감각과 환각을 낳는 듯하다. 잰센은 자신의 방식으로 끝에 빛이 보이는 어두운 터널, 이상한 소음, 신과의 교감 등, 무디가 임사체험의 주된 요소라고 말한 것들을 모두 만들어낼 수 있다고 주장한다.

왜 그토록 많은 사람들이 터널 끝의 빛을 보는 걸까? 브리스톨 소재 웨스트오브잉글랜드대학교의 심리학과 교수 수전 블랙모어(Susan Blackmore)는 그것을 신경 소음 때문이라고 설명한다. 심장마비로 인한 죽음의 격통 속에서, 산소를 박탈당한 뇌의 시각피질에서는 뇌세포가 급속히 그리고 매우 무작위적으로 발화된다. 발화하는 세포들은 대부분 중앙에 있고, 바깥 가장자리에는 적다. 그리하여 중앙에 흰 빛이 만들어지고, 가장자리로 갈수록 어두워진다.

평온함과 행복감은 뇌가 고통에 대한 반응으로 엔도르핀을 뿜어내기 때문인 듯하다. 엔도르핀은 꿈 같은 희열 상태를 유발할 수 있다. 사람들이 임사체험 상태에서 들었다고 주장하는, 윙윙거리거나 울려퍼지는 기묘한 소리 역시 바로 대뇌의 산소결핍 때문일 수 있다.

월리스는 그 작은 사실의 실을 가져다가 잘 자아서 복잡한 과학적 미스터리를 만들고, 덤으로 싸구려 영성주의를 꼬집는다. 그녀가 그 아이디어를 떠올린 것은 한 친구가 큰 영감을 줄 거라며 임사체험에 관한 책을 읽으라고 강권했을 때였다. 월리스는 반대로 그것을 혐오했다. 실제로 화가 났다. "그건 단지 유사과학이 아니라 절대적으로 사악한 것 같았어요. 사람들에게 거짓말을 들려줘서 안심시키는 한편, 사람들의 소망과 죽음에 대한 공포를 먹이로 삼는 거잖아요."

그 분노를 소설로 돌린 월리스는 과학적 객관성 따위는 몽땅 내다버리고 자기가 듣고 싶은 것을 말하도록 '목격자들'을 부추기는 내과의, 모리스 맨드레이크 캐릭터를 만들었다. 그는 그런 수법으로 월리스의 창조적 분노를 촉발한 바로 그런 종류의 책을 써서 베스트셀러 작가가 된다.

소설에서 맨드레이크를 좌절시키는 것은 주인공인 조아나 랜더로, 그녀 역시 임사체험을 연구하는 의사이지만, 훨씬 합리적이고 과학적 방식에 단단히 뿌리내린 접근법을 사용한다. 그리하여 그녀는 맨드레이크 및 그의 부하들과 맞선다. 그녀는 디테타민이라는* 향정신성 약물로 임사체험   *허구의 물질.
을 유도하는 방식을 발견한 신경과학자 리처드 라이트와 동맹
을 맺는다. 그는 임사체험을 생존 기제로, 신체가 심각한 부상을 입을 때마다
뇌가 채택하는 전략이라는 식으로 설명한다. 즉 임사체험은 신경화학 물질의
부작용인 셈이다.

다양한 문헌들에 기록된 임사체험담은 일부 놀라운 유사성을 보이는 듯하
지만, 임사체험의 구체적 형태는 개인에 따라 다르다. 월리스는 이에 착안해
더 영리한 반전을 만들어낸다.

이제 유명한 카메론의 〈타이타닉〉 마지막 장면으로 돌아오자. 할머니가 된
로즈는 오랜, 충만한 삶을 산 끝에 잠든 채로 조용히 죽는다. 카메라는 자신의
몸을 떠나 흰 빛을 따라 깊은 바다 속으로 내려가 오늘날의 난파선에 도달하
는 영혼의 여행을 좇는다. 카메라는 식당으로 이동하고 난파선은 가라앉기 전
의 화려한 모습으로 돌아간다. 그리고 죽은 사람들이 모두 한데 모여 로즈를
환영한다. 웅장한 층계참 꼭대기에서는 잭이 기다리고 있다가 다시 젊어진 로
즈의 손을 잡고, 연인은 영원한 재결합을 한다(바이올린 연주가 시작되고 수천 명
의 팬들이 훌쩍인다).

그렇지만 그게 아니라 로즈가 대양 한복판에서 자신의 실제 모습인 할머니
로 돌아갔다면? 그녀의 '환영'은 고전적 임사체험으로 분류되어 왔다. 조안나
라면 분명히 그녀를 인터뷰하고 싶어했으리라. 로즈가 훌륭한 목격자여서만
이 아니라 두 사람이 공통된 임사체험 배경을 갖고 있기 때문이다. 리처드가

하는 임사체험 실험의 피험자로 자원한 조안나는 자신이 타이타닉 호에 있음을 발견한다. 배가 가라앉은 바로 그날에.

물론 그것은 진짜 타이타닉 호가 아니다. 그녀는 그 사실을 안다. 비록 흔한 꿈속의 상태와 달리 오싹하게 현실적인 경험이긴 했지만 말이다. 하지만 조안나는 자신의 무의식이 그녀의 임사체험을 위해 이러한 구체적 배경을 택한 데는 이유가 있다고 확신한다.

타이타닉은 사망시(또는 유도된 임사체험의 경우에는 유사 사망시) 일어나는 일들을 뇌가 이해하려고 애쓸 때 벌어지는 현상에 대한 완벽한 메타포다. 신체는 가라앉는 배이고, 화학 신호와 전기 임펄스는 뭔가 구조를 위해 애쓰는 SOS 메시지다. 뇌사가 시작되기 전, 산소 결핍이 시작되고 4~6분 안에 몸에 급시동을 거는 방식의 하나인 것이다. 따라서 타이타닉 메타포는 조안나의 이전 영어 교사의 말에 따르면 "죽음의 거울상 그 자체"다.

윌리스는 열두 살 때 아주 급작스럽게 엄마를 여읜 탓에 죽음이 아주 낯설지만은 않다고 한다. 윌리스는 그 사건을 "내 삶을 베어 두 조각 낸 칼. 모든 것이 바뀌었다"라고 표현했다. 그렇지만 그녀는 미국에서 종종 심오함으로 여겨지는 전형적인 대중적 정서에서 위안을 구하지 않았다. 그녀는 2003년에 한 인터뷰에서 "우리의 미국 문화는 특히 죽음을 부인한다"면서, "막 가까운 사람을 잃은 독자들에게서…… '진실을 말해주고 이 모든 상황을 이해하는 데 도움을 주려고 애써주어 고맙다'는 말을 꼭 듣고 싶은 마음으로"《패시지》를 썼다고 말했다.

그리고 그것은 얼마나 잔인한 진실인가. 그 소설은 캐릭터 중 한 사람의 죽어가는 뇌로 우리를 데려가면서 끝나는데, 뇌는 이런 환영들의 의미를 명료히 의식하고 자각하고 있다. 시냅스들이 무작위적으로 발화하고, 기억들이 흐려지고, 심지어 언어가 사라지고, 이윽고 시각피질이 완전히 꺼진다. 결코 쉽고 진부한 이야기에 의존하지 않는 묘사는 눈을 돌릴 수 없을 만큼 강렬하다.

읽기 쉬운 책은 아니지만, 나는 그 책을 몇 번이고 다시 펼쳐보곤 한다. 어쩌면 그건 윌리스가 모든 것이 어둠 속으로 사라지기 직전에 멈추기 때문이리라. 결국 그녀는 아마 어떤 것들은 끝내 알 수 없다는, 그리고 알 필요도 없다는 것을 인정한다. 상황을 열린 결말로 놔둠으로써, 그 소설은 그것이 모르는 채로 남아 있어도 괜찮다는 확신을 준다. 우리가 해야 할 일은 다만 인간 존재로서, 삶의 여정을 가능한 한 풍부하고 의미 있게 만드는 것이다. 우리가 저마다 선택한 방법을 이용해서 말이다.

데이비드 비엘로

도넛 모양의 기계가 평소의 갈색 수녀복과 긴 베일 대신 민무늬 티셔츠와 헐렁한 병원복 바지를 입은 수녀를 집어삼킨다. 수녀는 귀마개를 꽂고, 제트 엔진처럼 시끄럽게 우르릉거리는 기계 소음을 줄여주는 폼 쿠션에 머리를 기대고 있다. 과냉된(supercooled) 거대 자석들이 수녀의 머리 둘레에 강력한 자기장을 생성하는 이곳은 그녀가 신과 소통하는 동안 첨단기술이 그녀의 마음을 읽어내려 하는 현장이다.

카르멜회 수녀와 14명의 가톨릭 수녀들은 폐소공포증을 일으키는 이 파란색 튜브에 들어가려고 잠시 그들의 수도원 삶을 떠나왔다. 이 튜브는 신비주의적 경험이 주로 일어나는 목제 기도대나 살풍경한 방과는 닮은 구석이 거의 없다. 이 수녀들은 각각 "신과의 강렬한 결합 경험을 가진 적 있는" 자원자를 찾는 요청에 응답했고, 몬트리올대학교의 신경과학자 마리오 보리가드(Mario Beauregard)가 고안한 실험에 참가하는 데 동의했다. fMRI를 이용해 보리가드는 수녀들이 평생 겪었던 일 중 가장 강력한 종교적 에피파니의* 순간을 회상하는 동안, 즉 그들이 신과의 심오한 연계를 경험하는 동안 활성화되는 뇌 영역을 찾아

*신적 존재의 강력한 현현.

낼 계획이다. 질문은 이것이다. 뇌에는 하느님 지점이 존재하는가?

그러한 영적 탐사는 아마도 인류 자체만큼이나 오래된 것일 테지만, 이제

는 새로이 살펴볼 지점이 생겼다. 바로 우리 머릿속이다. fMRI를 비롯한 현대 신경과학의 몇몇 장비들을 이용해, 연구자들은 사람들이 기도와 명상으로 신비로운 자각을 경험할 때, 또는 종교적 열정에 자극받아 방언을 하는 동안 뇌에서 일어나는 일을 파악하려 하고 있다.

신의 신경상관자를 밝히기 위한 그런 연구들('신경신학'과 '영적 신경과학' 같은 모순된 이름을 가진 새로운 학문)은 단순히 종교와 과학의 화해를 넘어, 내세에 대해 즐거운 느낌을 전혀 가져본 적이 없거나 의지로 불러낼 수 없는 사람들을 대상으로 그것을 유발할 방법들을 찾아내는 것이 목표다. 그런 경험들은 당사자에게 긍정적 효과를 미치기 때문에, 일부 연구자는 인위적 유도가 가능하다면 사람들을 더 행복하고 건강하게 하고 집중력도 더 높여서, 전과는 다른 삶을 살게 만들 수 있을 거라고 생각한다. 그러나 신경과학자들이 이 질문을 깊이 파고드는 이유는 그토록 많은 사람들의 삶에서 핵심적 역할을 하는 현상의 신경적 기반을 더 잘 이해하고 싶기 때문이다. "이런 경험들은 인류가 생긴 이래 줄곧 있어 왔습니다. 그것들은 모든 문화권에서 보고되어 왔습니다." 보리가드는 말한다. "종교적 경험의 신경 기반을 연구하는 것은 감정, 기억 또는 언어의 신경 기반을 연구하는 것만큼이나 중요합니다."

잘못된 발화가 낳은 신비

과학자들과 학자들은 오래전부터 종교적 느낌이 뇌의 특정 영역과 결합되어 있다고 생각해왔다. 1892년에 발행된 정신질환 교과서는 "종교적 감정주의

(religious emotionalism)"와 간질 사이의 연결고리를 지적했다. 그로부터 거의 1세기가 지난 1975년에, 버스턴참전군인행정병원의 신경학자 노먼 게슈윈드(Norman Geschwind)는 귀 위쪽의 큰뇌 영역인 측두엽의 잘못된 발화가 발작을 일으키는 간질 유형에 대한 임상적 설명을 내놓았다. 이런 유형의 간질 환자들은 종종 강렬한 종교적 체험을 보고하는데, 게슈윈드와 밴더빌트대학교의 신경정신의학자 데이비드 베어(David Bear)를 비롯한 연구진은 이를 바탕으로 측두엽 일부에서 일어나는 전기적 발작이 더러 종교적·도덕적 문제에 대한 강박을 유발한다는 가설을 세웠다.

이 가설을 연구하기 위해 캘리포니아대학교 샌디에이고캠퍼스의 신경과학자 빌라야누르 S. 라마찬드란(Vilayanur S. Ramachandran)은 측두엽 간질 환자 몇 사람에게 종교적 내용, 성적 내용, 그리고 중립적 내용의 단어들을 들려주고 그 동안 피부의 전기저항 변동인 전류피부저항반응(galvanic skin response)이라는 각성 척도로 감정적 반응의 강도를 확인했다. 1998년에 그는 언론인 샌드라 블레이크슬리(Sandra Blakeslee)와 함께 쓴 책《라마찬드란 박사의 두뇌실험실(Phantoms in the Brain)》(윌리엄 머로)에서, "하느님" 같은 종교적 단어들이 이런 환자들에게서 흔치 않게 큰 감정적 반응을 유발한다고 보고했다. 여기서 측두엽 간질 환자들이 실제로 종교적 감정을 느끼는 경향이 더 많을 것으로 짐작할 수 있다.

라마찬드란은 변연계가 핵심일 거라고 가정하는데, 변연계는 뇌에서 감정과 감정 기억을 지배하며, 편도와 시상하부 같은 안쪽 조직들을 구성하는 영역이다. 간질의 전기 활동은 측두엽과 이런 감정 중추들 사이의 연계를 강화함으로써 종교적 감정을 점화하는 듯하다.

측두엽 개입설에 쐐기를 박기 위해, 온타리오 소재 로렌시안대학교의 마이클 퍼싱어(Michael Persinger)는 뇌의 큰 하부 부위를 전기적으로 자극함으로써 종교적 느낌을 인위적으로 재창조하고자 했다. 그리하여 퍼싱어는 약한 전자기장을 생성하고 뇌 표면의 특정 영역에 초점을 맞추는 '하느님 헬멧'을 만들었다.

퍼싱어와 그의 연구팀은 지난 수십 년간 일련의 연구를 하면서 피험자 수백 명의 측두엽에 그 장비를 적용했다. 피험자 대부분은 어떤 존재를 감지하는 경험(실제로는 아무도 없는 방 안에 누군가, 또는 누군가의 영혼이 존재한다는 느낌)을 하거나 보편적 진리를 깨달은 듯한 심오한 우주적 행복을 느꼈다. 3분 단위의 자극이 가해지는 동안, 피험자들은 이 신성에 대한 지각을 하느님, 부처님, 어떤 자애로운 존재 또는 우주의 신비 등, 각자 자신의 문화적·종교적 언어로 번역했다

따라서 퍼싱어는 종교적 경험과 하느님에 대한 믿음은 그저 인간 뇌에서 일어나는 전기적 이상의 결과일 뿐이라고 주장한다. 심지어 가장 영광스러운 인물들, 예컨대 사도 바울, 모세, 마호메트나 부처 같은 이들의 종교적 소질도 그런 신경적 기벽에서 나왔다고 본다. 퍼싱어가 그의 책《신앙의 신경심리학적 토대(*Neuropsychological Bases of God Beliefs*)》(Praeger Publishers, 1987)에서 주장한 바에 따르면, 그런 경험이 이롭다는 대중적 믿음은 종교적 의례와

결부된 즐거운 경험들에서, 즉 심리적 조건에서 나온 것이다. 예를 들어 식전 기도는 기도를 먹는 즐거움과 연결시킨다. 그는, 신에 대한 수수께끼는 그것이 전부라고 생각한다.

확장된 지평선

2005년 퍼싱어의 '하느님 헬멧' 실험 결과를 복제하려는 스웨덴 과학자들의 시도는 비록 실패로 돌아갔지만, 연구자들은 여전히 일부 유형의 종교적 경험에서 측두엽이 하는 역할을 무시하지 않는다. 결국 모든 경험이 동일하지는 않다. 일부는 어떤 구체적인 종교적 전통을 따르는 데서 나온다. 가톨릭 교인들이 묵주 기도를 읊조릴 때처럼 말이다. 한편 어떤 것들은 개인이 신과 접촉한다는 인식을 갖게 한다. 그 밖에도 평소의 의식 수준으로는 파악할 수 없는 근본적 진리를 현시하는, 신비주의적 상태가 존재할 수 있다. 따라서 서로 다른 종교적 느낌들은 뇌의 서로 다른 부분에서 솟아날 가능성이 있다. 개인 간의 차이 또한 존재한다. 어떤 사람들은 종교적 느낌을 담당하는 곳이 측두엽에 있고, 어떤 사람들은 다른 곳에 있을 수도 있다.

　실제로 펜실베이니아대학교의 신경과학자 앤드류 뉴버그(Andrew Newberg)와 그의 동료였던 유진 다킬리(Eugene d'Aquili)는 일부 사람의 경우 특정 상황에서 다른 뇌 영역이 관여한다는 것을 발견했다. 뉴버그와 다킬리는 인위적으로 종교적 경험을 유도하는 대신, 뇌 영상을 이용해 전통적인 종교적 행위가 일어나는 동안 작용하는 신경 기제를 살펴보았다. 이 연구의 대상은 우주와의 합일감 같은, 규정된 영적 상태를 달성하기 위한 공식 의례인 불교 명상이었다.

불교 피험자들이 명상의 정점, 즉 한 개인으로 존재한다는 감각을 잃어버린 지점에 다다랐다고 보고한 시점에서, 연구자들은 그들에게 방사성 동위원소를 투여했다. 그것은 혈류를 타고 활동 중인 뇌 영역들로 이동했다. 연구자들은 그 후 특수한 카메라로 동위원소의 분포를 촬영했다. 단일광자방출단층촬영기(single-photon-emission computed tomography, 이하 SPECT)라는 기술이었다.

2001년에 발표된 결과에 따르면 명상적 트랜스의 정점에서는 뇌의 위쪽 뒷부분에 해당하는 두정엽 일부분의 활동이 크게 저하되고, 앞이마 뒤에 자리한 오른쪽 전전두피질의 활동이 증가했다. 두정엽의 해당 부분은 보통 항법 및 방향감각을 담당하기 때문에, 신경과학자들은 그 부분의 비정상적 침묵을 명상 때의 육체적 경계가 용해되고 우주와 하나되는 감각과 관련시킨다. 한편 전전두피질은 다른 모든 인지적 역할 중에서도 주의와 계획을 담당하는데, 명상의 정점에서 그 부분이 활성화된다는 것은 그런 명상에서 흔히 한 가지 사고나 대상에 강력하게 초점을 맞출 것을 요구하기 때문인 듯하다.

위스콘신-매디슨대학교의 신경학자 리처드 J. 데이비드슨(Richard J. Davidson)과 동료들은 2002년에 그와 비슷하게, fMRI를 이용해 전 세계의 불교승 수백 명의 명상 중 뇌를 스캔한 결과를 내놓았다. fMRI는 자성을 이용해 산소 포화 혈액의 흐름을 추적하는데, 이는 산소 결핍 혈액의 흐름과 구분된다. 산소 포화 혈액은 그것이 대량으로 필요한 곳으로 우선 흐르기 때문에, fMRI는 어떤 특정 과제를 하는 동안 가장 활동적이고, 따라서 가장 중점적으로 참여하는 뇌 영역을 드러낸다.

아울러 데이비드슨의 연구팀은 불교승들이 명상할 때 좌뇌 전전두피질이 활성화된다는 사실을 발견했다. 아마도 주의를 흐트러뜨리지 않고 초점을 맞추는 전문 명상가들의 능력은 거기서 나오는 듯하다. 명상에 익숙한 피험자들은 수련이 부족한 사람들에 비해 활성화 수준이 낮았다. 이는 연습을 하면 명상이 더 잘 되기 때문일 것이다. 데이비드슨에 따르면 이 이론은 불교 명상 전문가들의 "노력이 들지 않는 집중" 상태에 도달했다는 보고와 일치한다.

뉴버그와 다킬리는 2003년에 기도 중인 프란치스코회 수녀들의 뇌를 촬영했을 때도 그와 일치하는 결과를 얻었다. 이 경우의 영적 현상은 보리가드의 수녀들이 말한 것과 비슷한, 신에게 가까이 가고 신과 뒤섞인다는 감각이었다. "다양한 종교적 행위의 신경적 기반을 더 많이 연구하고 비교할수록, 우리는 이런 경험들을 더 잘 이해하게 될 것입니다." 뉴버그는 말한다. "우리는 불교와 기독교의 다른 종교 행위들을 다시 연구하는 한편, 이슬람교와 유대교의 기도자들도 모집하여 우리의 연구를 확장하고 싶습니다."

뉴버그와 그의 동료 연구자들은 방언 중인 여성 다섯 명의 뇌를 스캔한 결과, 또 다른 활동 패턴을 발견했다. 방언이란 갑자기 솟아난 종교적 열정에 사로잡혀 남들이 이해할 수 없는 말로 웅얼대는 것을 말한다. 연구자들은 2006년에 그들의 전두엽(뇌의 전체 앞부분) 활동이 단순히 찬송가를 노래하고 있던 신앙인 다섯 명에 비해 감소했다고 발표했다. 전두엽은 자기통제에 폭넓게 이용되기 때문에, 연구팀은 그 부분의 활동 감소로 그런 통제가 사라진 것이 그런 수다스러운 발화를 가능케 했다는 결론을 내렸다.

영적 네트워킹

전두엽 통제가 사라진 것이 신비주의적 경험을 일으키는 것처럼 보이긴 하지만, 보리가드는 그런 심오한 상태들에는 다른 폭넓은 뇌 기능도 관여한다고 믿는다. 정확히 그런 현상을 뒷받침하는 것이 무엇인가를 알아내기 위해 퀘벡의 신경과학자와 그의 동료들은 fMRI를 이용해 각각 세 가지 정신적 상태에 놓인 수녀 15명의 뇌를 연구했다. 그중 두 가지 상태(눈을 감은 채 쉬는 것과 강렬한 사회적 경험을 회상하는 것)는 대조 조건이었고, 실험 조건인 세 번째 상태는 신과의 생생한 체험의 회상 또는 재현이었다.

각 수녀들이 기술자의 신호에 따라 이러한 상태들을 오가는 동안, MRI 기계는 3초 단위로 수녀들의 뇌 단면을 기록하고, 약 2분 단위로 전체 뇌를 캡처했다. 신경 활동에 대한 계산과 기록을 바탕으로, 연구자들은 대조 조건인 두 가지 상태에서 나타나는 활성화 패턴을 종교적 상태의 그것과 비교해서 신비주의적 경험 때 에너지를 받는 뇌 영역들을 드러냈다. (보리가드는 수녀들이 스캐너에 들어가 있는 동안 신비한 통합을 경험하기를 희망했지만, 결국 하느님과의 결합에 대한 강력한 감정적 기억을 떠올리는 것이 최선이었다. "하느님은 의지로 불러낼 수 없답니다." 몬트리올 카르멜회 수녀원 원장인 다이앤 수녀는 말했다.)

 연구자들은 수녀들이 하느님과의 교감을 회상하는 동안에만 활성화되는 여섯 개의 영역을 발견했다. 예를 들어 과학자들이 최근 학습, 기억, 그리고 사랑에 빠지는 것에 관여한다고 밝힌 뇌 중앙의 작은 영역인 미상핵(caudate nucleus)의 활동 증가가 확인되었다. 신경과학자들은 수녀들이 무조건적 사랑을 느꼈다고 보고한 것이 그 영역 때문일 거라고 추측한다. 또 다른 주요 지점은 뇌 가장 바깥쪽에 있는, 신체 감각을 감시하며 사회적 감정을 지배하는 자두 크기의 조직 덩어리인 섬엽이다. 그곳의 신경 자극은 신과 연결되었다는 본능적인 쾌감을 일으키는 듯하다.

 그리고 공간 지각에 관여하는 아래쪽 두정엽의 활동 증가는(역설적으로 뉴버그와 데이비드슨이 목격한 것과는 반대로) 무언가 더 큰 것에 빨려드는 수녀들의 느낌과 관련된 듯하다. 일부 과학자들의 추론에 따르면 이 영역의 지나치게 많거나 적은 활동은, 이론상 그런 현상을 유발할 수 있다. 그 밖의 부분들로는 연구자들이 2006년 9월 25일자 《신경과학 서신(*Neuroscience Letters*)》에 보고한 것처럼, 어떤 경험의 즐거움을 판단하는 역할을 하는 중간 안와전두피질, 감정적 상태의 의식적 자각을 통제하는 데 관여하는 안쪽 전전두피질, 그리고 마지막으로 측두엽 중앙이 있다.

 수녀들의 종교적 경험에 관여하는 뇌 영역들의 양과 다양성을 보면 영성이라는 현상이 얼마나 복잡한지 짐작할 만하다. "인간 뇌의 측두엽에 어떤 단일한 하느님 자리가 존재하는 것은 아닙니다. 이런 상태를 조절하는 것은 뇌 전역에 고르게 분포되어 있는 신경망입니다." 보리가드는 그렇게 결론내린다.

　　그러나 뇌스캔만으로는 신비주의적 상태를 충분히 묘사할 수 없다. fMRI는 몇 초 단위로 일어나는 혈류에 의존하므로, fMRI 사진들은 밀리초 단위로 변화하는 뉴런의 실시간 발화를 포착하지 못한다. 따라서 보리가드는 EEG라는 더 빠른 장비에 의존하는데, 그것은 수백만 개에 달하는 뉴런의 종합적 반응으로부터 전압을 측정하고 실시간으로 그 변동을 추적한다. 연구팀은 수녀들에게 뉴런의 전류 흐름을 포착하기 위한 전극들이 심어진 빨간 수영모를 쓰게 했다. 전류는 서로 어우러져 수녀들이 타인들과의 강렬한 경험이나, 하느님과의 심오한 연결을 회상할 때 변화하는 다양한 주파수의 뇌파로 나타난다.

　　보리가드와 그의 동료들은 가장 일반적인 뇌파는 수면 때 나타나는 것처럼 길고 느린 알파파임을 발견했는데, 이는 수녀들의 이완된 상태를 반영한다. 아직 발표되지 않은 연구에서, 과학자들은 명상이나 트랜스에 관여하는 전전두피질 및 두정피질과 측두엽에서 그보다 주파수가 느린 뇌파들을 발견했다. "fMRI로 확인된 것과 동일한 뇌 영역들에서 델타파와 세타파들이 나타납니다." 보리가드는 말한다.

헛수고라고?

호흡부터 신의 존재에 대한 명상에 이르기까지, 뇌는 인간의 모든 경험을 중재한다. 신경망의 활동이 이런 경험들을 만들어내긴 하지만, 신경영상법은 아직 개별적 뉴런들의 수준에서 그런 활동을 짚어내지 못한다. 눈에 띄게 역동적이거나 잠잠해 보이는 뇌 조직의 넓은 부분을 드러내는, 훨씬 조야한 해부학적 정보를 제공하는 데 그친다. 그런 애매한 구조적 실마리들을 이용해 인간의 감정과 행동을 설명하려 하는 것은 어쩌면 헛수고일지도 모른다. "뇌의 수많은 영역들에 하나하나 이름을 붙이고 일람표를 만든다고 그걸 이해할 수 있는 건 아니죠." 브라운대학교의 신경심리학자 세스 호로비츠(Seth Horowitz)는 말한다. 보리가드의 실험에 협력한 빈센트 파켓(Vincent Paquette)은 더 나아가 신경영상을 골상학에 빗댄다. 골상학이란 빅토리아 시대 과학자들이 두개골 모양에 나타나는 불규칙성을 바탕으로 뇌 기능과 성격적 특성을 발견하고자 했던(그리고 철저히 실패한) 학문이다.

영적 신경과학 연구들 또한 언어라는 심각한 걸림돌에 맞닥뜨린다. 신비주의자들은 자신의 경험을 각기 다른 방식으로 묘사하는데, 다양한 유형의 신비주의적 경험들을 서로 구분하기란 쉬운 일이 아니다. 그것은 영적인 것일 수도 있고, 전통적으로 종교적인 것일 수도 있다. 그런 감정들은 우주나 자연에 대한 경외심도 내포하고 있기 때문에 더욱 모호하다. "무신론자가 특정 유형의 경험을 한다면 그것을 우주의 장엄함과 연관시킬 겁니다. 기독교인이라면 그것을 하느님과 연관시키겠지요. 누가 알겠습니까? 어쩌면 그 둘이 동일한 것일지도요." 보리가드가 생각에 잠긴다.

일각에서는 그것을 이해하기 위해 종교적 경험을 정의하려고 하기보다 본질적 구성 요소들을 증류해내야 한다고 주장한다. "신비주의적 경험 같은 현상에 관해 이야기할 때는 주의, 기억, 그리고 지각 변화를 훨씬 더 구체적으로 적시할 필요가 있습니다." 데이비드슨은 말한다. "우리의 유일한 희망은 그런 하위 체제 각각에서 무슨 일이 일어나고 있는가를 구체적으로 밝히는 것입니다." 인지와 감정 연구 분야에서 사용하는 접근법처럼 말이다.

연구해야 할 다른 문제들도 넘쳐난다. 예를 들어 그런 연구 방법들 중 무엇도 구체적 뇌 영역들을 정확히 짚어내지 못했다. 그리고 그들이 포착하고자 하는 종교적 경험의 적절한 비교 대상, 이른바 참조 과제를 발견해 수녀들에게 제공하기란 실제로 불가능하다. 하느님 앞에서 느끼는 경외감·사랑과 사소한 점 딱 한 가지만 다른 인간 경험에는 어떤 게 있을까?

평화 유지하기

수녀들의 마음을 평온하게 하는 것은 뇌 속에 있는 하느님에 대한 감각이 아니라 세상 속에서 그들과 함께하는 하느님에 대한 경외심이다. 보리가드가 포착하고자 하는(어쩌면 심지어 복제하고자 하는) 것은 그러한 평화와 고요, 그 모든 것과 하나된 느낌이다. 그는 말한다. "전기적 또는 신경화학적으로 뇌 기능을 변화시키는 법을 안다면 원칙적으로 어쩌면 전자기적으로 뇌를 자극하는 장비 또는 조명과 음향들을 이용해 신비주의자가 아닌 보통 사람들이 영적 상태에 도달하도록 만들 수도 있을 겁니다."

진정 신비주의적 경험은 다양한 긍정적 효과를 낳을 수 있다. 예를 들어 최근 발견된 사실에 따르면 명상은 주의 집중력을 향상시키는 듯하다. 데이비드슨과 그의 동료들은 이전 3개월간 명상 훈련을 집중적으로 받은 17명과 신참 명상자 23명에게 주의력 과제를 수행하게 했는데, 그들은 일련의 글자들 사이에 심어놓은 숫자 두 개를 집어내야 했다. 연구자들이 6월에 발표한 바에 따르면 신참 명상자들은 일반인과 동일한 결과를 보였다. 여전히 첫 번째 숫자에 초점을 맞추느라 두 번째 숫자를 놓친 것이다. 이를 주의과실이라 한다. 그와는 대조적으로, 훈련받은 명상자들은 계속해서 두 숫자를 모두 짚어냈다. 이는 명상 수련이 주의력을 향상시킬 수 있다는 뜻이다.

하버드대학교의 신경과학자 새러 라자르(Sara Lazar)와 동료 연구자들의 예비 연구에 따르면 명상은 심지어 뇌의 특정 노화 신호를 지연시키기도 한다. 2005년 《뉴로리포트(NeuroReport)》에 실린 한 논문에 따르면 20명의 노련한 명상자들은 15명의 일반인 피험자들에 비해 특정 뇌 영역의 두께 증가를 나타냈다. 특히 전전두피질과 오른쪽 앞쪽 섬엽이 0.1016~0.2032밀리미터만큼 두꺼워졌다. 이 피험자들 중 가장 나이가 많은 사람은 흔한 노화 과정과는 거꾸로 두께가 가장 많이 증가했다. 현재 뉴버그는 명상이 암환자들의 스트레스와 슬픔을 완화할 수 있는지, 또한 조기 기억력 손실을 겪고 있는 사람들의 인지 능력을 높일 수 있는지를 연구 중이다.

명상 트랜스를 비롯한 영적 상태를 인위적으로 만들어낼 수 있다면 그와 유사하게 마음, 뇌, 그리고 몸에 도움이 될 수도 있다. 예를 들어 보리가드를 비롯한 연구자들은 그런 신비주의 모방을 통해 우울증을 치료하거나 삶에 대한 좀 더 긍정적인 시각을 제공함으로써 면역 기능을 향상시킬 수 있다고 주장한다. 그런 변화들은 오래가고, 심지어 사람을 바꿔놓을 수 있다. "우리는 건강한, 가장 좋은 상태의 뇌 표본을 제시할 수도 있습니다." 파켓은 말한다.

"누군가가 나쁜 뇌를 가졌다면, 어떻게 하면 좋은 뇌를 가질 수 있을까요? 실제로 뇌의 배선을 바꾸는(잠재적 방법이라는) 겁니다." 물론 종교적 믿음에는 세속적 보상도 내재되어 있다. 그것은 만족감을 주고, 그런 믿음에서 나온 자선 행위는 다른 사람들에게 행복을 가져다준다.

확실히 영적 각성은 사람마다 다른 모습으로 나타날 수 있다. 모든 사람이 하느님 헬멧 속에서 하느님을 발견하는 것은 아니다. 따라서 과학자들은 그 기술을 각 환자에 맞게 새로 개량할 필요가 있다. 어떤 사람의 뇌는 신적인 것에 굴복하기를 아예 거부할 수도 있다.

나아가 과학자들이 어떤 신경상관자를 발견하든, 그 결과가 하느님의 존재를 입증하거나 반증하지 못한다. 뇌에서 영성을 발견한다고 하면 무신론자들은 그것이 종교가 그저 신적 망상일 뿐임을 뜻한다고 주장하겠지만, 수녀들은 그와는 정반대 이유로 뇌스캔 실험에 짜릿함을 느꼈다. 수녀들은 그것이 하느님과의 상호작용에 대한 확증을 제공한다고 느꼈던 것이다. 결국 대뇌에서 영적 경험의 자리를 발견하는 것은 하느님과 인류 간의 매개체를 알아내는 데도 똑같이 도움이 될 수 있다. 따라서 원통형 뇌 스캐너로 들어가는 경험은 수녀들의 신앙을 위태롭게 하지 않았다. 그와 반대로, 과학은 그들에게 신앙을 가질 더 큰 이유를 제공했다.

6-4 지금 존재하기

아미시 P. 자

사무실 주차장에 차를 대려고 하는데, 거기까지 운전해간 동안에 대한 기억이 전혀 없음을 깨닫는다. 책의 한 페이지를 맨 아랫줄까지 읽고 났는데 방금 읽은 내용이 전혀 머릿속에 남아 있지 않다는 사실에 좌절한다. 대화 중에 불현듯, 내게 말하고 있는 이 사람이 무슨 말을 했는지 전혀 모른다는 사실을 깨닫는다.

이런 상황들은 마음이 산만할 때 일어난다. 보고서를 읽으면서 휴가 생각을 하고 있었거나, 길이나 대화에 주의를 기울이는 대신 친구와의 괴로웠던 말다툼을 다시 떠올리고 있었을 것이다. 마음의 여정이 미래로 향한 것이든 과거로 향한 것이든, 자신을 휩쓸어간 생각들이 유용하든, 유쾌하든, 아니면 불편하든, 결과는 동일하다. 여러분은 현재를, 펼쳐지고 있는 순간의 경험을 놓쳤다. 정신적 시간여행에 마음을 빼앗긴 것이다.

사람들이 하루 동안 무엇을 하고 느끼고 생각하는가를 스마트폰으로 보고하게 한 연구에 따르면, 우리 마음은 자주, 하루에 거의 절반 정도를 이런 식으로 헤맨다(이는 의도적 백일몽과는 다르다). 정신적 방랑은 부정적 기분과 관련이 있다. 수많은 사람들이 겪는 만성적인 심리적 스트레스는 많은 주제들에 관한 반추, 걱정 또는 공포에 시달리는 마음에서 생겨난다. 이런 식으로 주의가 분산되고 흔들리면 수행 능력이 떨어질 수도 있다. 빠른 결정과 행동을 요구하는 순간들에 주의와 지각이 분산된다면 치명적인 결과가 초래될 수 있다.

방황하는 마음의 반대는 마음챙김 마음이다. 마음챙김은 현재 순간을 평가하거나 감정적으로 반응하지도 않으며, 거기 몰두하는 정신적 모드다. 마음챙김 수련이 심리적 스트레스 감소, 정신 및 육체적 건강 증진, 우울, 불안, 고독 및 만성적 고통을 완화시킨다는 것을 입증하는 논문은 수백 편에 달한다. 전 세계적으로 250곳 이상의 의료센터들이 기분장애를 비롯한 질환들에 마음챙김 기반 치료를 제공하고 있다.

우리 연구실을 비롯한 여러 연구실에서 내놓은 결과들은 이런 이점들의 놀라운 기제를 밝혀냈다. 마음챙김 수련 효과의 일부는 뇌의 주의 집중력을 강화시키는 데서 나온다. 비록 비디오게임과 일반 명상 역시 주의력을 높여줄 수 있지만, 내적·외적 자극의 바다를 의지로 헤쳐나가도록 주의를 통제하는 능력을 키워준다는 것이 마음챙김 수련의 고유한 특성이다. 그러면서 동시에 현재 일어나고 있는 일을 더 잘 자각하게 해준다. 소수의 개인들을 대상으로 한 연구 결과가 더 큰 집단에게도 적용될 수 있는지는 아직 확인이 필요하다. 그렇지만 전반적인 메시지는 그런 훈련에 더 많이 참여할수록 우리 모두가 더 행복해지고 건강해지리라는 것이다.

슬픔의 연고

수천 년 전부터 동양 문화권에서는 인간 고통의 수수께끼들에 대한 해답으로 우리가 지금 마음챙김 명상이라고 부르는 것의 다양한 형태를 권해왔다. 고대 문헌들은 개념적 사고보다는 지각적 경험에 대한 주의를 지속적으로 높이기 위한 정확한 수련 방법을 상세히 다룬다. 그 이후로 지금까지 사람들은 정신적 명료함과 평온을 유지하며, 심지어 수명까지 늘릴 것이라고 주장하면서 마음챙김 수련에 참여해왔다.

수련의 큰 범주 중 하나는 '주의 집중 수련'인데, 이 방법은 개인이 특정 감각을 선택하도록, 예컨대 호흡에 초점을 맞추도록 인도한다. 자기 마음이 딴 곳을 헤매는 것을 알아차린 수련자는 그저 주의를 즉각적 감각으로 돌려보내면 된다. 한편 '수용적 또는 개방감시(open-monitoring) 수련'이라는 또 다른 유형은 수련자들에게 순간순간 의식을 드나드는 것들을 지켜보도록 가르친다. 멀리서 소방차의 희미한 사이렌 소리가 들려온다고 생각해보자. 그 소리는 차가 다가올 때는 점점 커지다가, 차가 지나가면 다시 작아질 것이다. 당신은 처음에 그 사이렌이 방대한 소리 바다의 일부임을 알아차리고, 나중에는 그것이 가장 중요한 소리임을 알아차리고, 그 후에는 그저 다시 배경 속으로 흐려지는 것을 알아차릴 것이다. 우리가 민감한 감시 모드에 머물러 있는 동안, 사고와 감정 및 그 밖의 감각들은 그처럼 커지고 작아질 수 있다. 석가모니부터 수많은 현자들이 매일의 삶에 마음챙김을 더하는 방법의 하나로, 이런 형태의 명상을 반복해 수행할 것을 권해왔다.

마음챙김 연구는 1970년대 후반에 가서야 비로소 심리학과 의학에서 견인력을 얻게 된다. 당시 매사추세츠의과대학원의 생물학자였던 존 카밧진(Jon Kabat-Zinn)은 비종교인 외래 환자를 위한 마음챙김 기반 스트레스 완화

(Mindfulness-Based Stress Reduction, 이하 MBSR) 프로그램과 수련자들을 위한 매뉴얼을 개발했다. 8주짜리 프로그램은 주의의 두 가지 측면을 강조한다. 하나는 신경 분산을 몰아내기 위해 사고의 폭을 좁히면서 자발적으로 주의에 초점을 맞추는 능력이고, 다른 하나는 지속적인 사고·느낌 및 감각을 (거기에 사로잡히지 않으면서) 감시하는 능력이다. 후자를 상위 알아차림(meta-awareness)이라고 한다. 초점 맞추기와 감시하기는 서로 협력해 우리 마음이 모르는 사이에 방황하거나 우리의 통제로부터 벗어나는 것을 예방한다.

지난 10년간의 연구 결과 MBSR과 그 비슷한 기법들이 다양하고 폭넓은 질병들을 치유하는 데 성공적으로 이용될 수 있음이 확인되었다. 2011년 덴마크 아루스대학교의 대학원생 제이콥 피에트(Jacob Piet)와 심리학과 교수 에스벤 후가르드(Esben Hougaard)는 재발 방지를 위해 마음챙김 기반 인지 치료를 받은 우울증 환자 총 593명을 대상으로 한 6건의 연구에 대한 메타분석(정량적 검토) 결과를 발표했다. 토론토대학교의 심리학자 진델 시걸(Zindel Segal)과 그의 동료들이 개발한 이 치료법은 MBSR을 본떠 만들어졌지만, 우울한 에피소드를 일으킬 수 있는 생각들이 일시적인 정신적 사건이라는 점을 강조한다. 일시적이라는 것은 환자들이 그 사건에 주의를 기울일지 말지를 선택할 수 있다는 뜻이다.

마음챙김 기반 인지 치료를 받은 환자들은 종종 슬픈 감정의 강도가 순간순간 변화하며, 부정적 사고는 시간이 지나면서 힘을 잃는다는 사실을 알아차렸다고 보고했다. 사실 피에트와 후가르드의 보고에 따르면 3회 이상의 심각한 우울증 에피소드가 있고, 이 인지 마음챙김 훈련을 받은 우울증 환자들은 일반적 치료나 플라시보를 받은 환자들에 비해 재발률이 훨씬 낮았다. 다양한 형태의 마음챙김 수련은 그와 유사하게 불안과 공황장애, 공포증 같은 심리적 질병으로 인한 고통을 완화하는 데 도움을 준다.

마음챙김 수련은 신체적 질병도 호전시킬 수 있는데, 효과가 가장 두드러지게 나타나는 것은 만성 통증이다. 이런 수련은 심리적 스트레스를 줄여주어 종종 꽤 심각한 지경에 이르는, 감정으로 인한 고통을 완화할 수 있다. 실제로 MBSR를 이용한 최초의 임상 사례 중 하나는 만성 통증 치료를 위해서였다. 1985년 카밧진과 그의 동료들은 만성 통증 환자 90명을 8주짜리 프로그램에 등록시키고 통증 수준, 부정적 기분, 그리고 불안을 참여 전과 후로 나누어 측정했다. 연구자들은 프로그램 종료 후 이런 부정적 증상들이 상당히 호전된 것을 확인했다. 반면 신경 차단, 심리 치료와 항우울제 같은 전통적 치료법을 적용한 환자 21명은 전혀 호전되지 않았다. 놀랍게도 카밧진의 수련으로 인한 개선 효과는 최고 15개월까지 지속되었고, 환자들은 스스로 수련을 지속했다고 보고했다.

최근 데이터에 따르면 마음챙김 훈련은 의학 전문가들과 교사들의 직업적 피로처럼 심하지는 않지만 결코 사소하지 않은 심리적 문제들에도 도움이 될 듯하다. 수련이 직업 관련 스트레스 요인들을 줄여주는 것은 아니지만, 스트레스 요인과의 관계를 변화시키고 호기심과 환자 또는 학생들과의 관계를 새롭게 하는 데 도움을 준다.

　노인들의 고독감 같은 사회적 스트레스 요인 또한 마음챙김 수련으로 완화될 수 있다. 2012년 카네기멜론대학교의 심리학자 데이비드 크레스웰(J. David Creswell)과 동료들은 55~85세의 피험자 20명에게 MBSR 코스를 배정하고, 따로 20명은 아무런 치료도 받지 않는 대조군으로 두었다. 피험자들이 스스로 작성한 설문조사를 분석한 결과, MBSR을 받은 사람들의 고독감은 크게 낮아졌지만 대조군에서는 변화를 보이지 않았다. 고독감은 사회적 인맥의 많고 적음과는 직접 관련이 없다. 사실 노년층의 사회적 참여를 증가시키기 위한 프로그램이 반드시 단절감을 줄여주지 않는다. 마음챙김 훈련은 아마도 외로움이 아니라 외로움의 스트레스를 덜어주는 듯하다. 비록 외로움을 느끼더라도, 그 외로움이 그들을 규정하지는 않는다는 사실을 깨닫도록 도와주는 것이다.

　더욱이 크레스웰의 연구에서는 이런 심리적 개선이 면역 기능을 높이는 것으로 나타났다. 마음챙김 수련은 전염증성 단백질의* 혈중 수치를 떨어뜨렸는데, 그렇다면 이러한 수련이 노년층의 낭창과** 류머티스성 관절염 같은 염증성 질병의 위험을 낮춘다는 뜻일 수도 있다. 다른 연구들은 마음챙김 수련이 스트레스 때문에 심화될 수 있는 마른버짐, 피부염, 섬유근육통, 과민성 대장증후군 같은 병의 증상을 완화시킬 수 있다는 결과를 내놓았다.

*pro-inflammatory protein. 염증을 유발할 가능성이 있는 단백질.
**결핵성 피부병의 하나.

　마음챙김 수련은 심지어 수명의 생물학적 지표에도 영향을 미치는 듯하다.

2012년에 발표된 한 연구에서, 캘리포니아대학교 샌프란시스코캠퍼스의 심리학자 엘리사 S. 에펠(Elissa S. Epel)과 동료들은 주의가 분산되기 쉬운 사람들은 마음이 현재에 자주 머물러 있는 사람들에 비해 염색체 끝부분의 마개인 텔로미어의* 길이가 더 짧다는 사실을 발견했다. 텔로미어가 짧은 유기체는 수명이 더 짧을 것으로 예상된다. 그 결과, 앞서 논문의 저자들은 "현재에 주의를 집중한 상태는 건강한 생화학적 환경을 유발하고, 다시 세포 장수를 촉진한다"고 밝혔다.

*telomere. 세포시계의 역할을 담당하는 DNA 조각들.

초점 찾기

2000년대 초반 마음챙김 수련이 행복감을 높이고 스트레스를 완화하는 방법으로 힘을 얻어가자, 나는 인지적 관점에서 그것의 작용 방식을 궁리하기 시작했다. 2007년까지도 나의 전공 분야(인지 신경과학)에서는 마음챙김을 수련할 때 뇌에서 무슨 일이 일어나는지에 대한 검사가 이루어지지 않았다. 나는 뇌의 주의 기반을 다루는 전문지식이 그 이해의 빈틈을 채워줄 수 있지 않을까 생각했다. 주의를 뒷받침하는 뇌의 각 시스템에 대한 현재의 이론과, 지금 일어나는 일들에 대한 평온한 주의 집중과 개방적이고 수용적인 호기심을 높이는 수련들을 다룬 고대 문헌들 사이에는 놀라울 정도로 유사점이 있었기 때문이다.

나는 펜실베이니아대학교의 물리학자 마이클 바임(Michael Baime)과 이제는 하버드 의과대학원에 있는 제이슨 크롬펑어(Jason Krompinger)와 함께 의학 및 간호학과 학생 34명에게 시각 주의력 검사를 실시함으로써 이 연결고리를 조사하는 데 착수했다. 그들은 컴퓨터 화면의 두 곳 중 한 곳에 나타나는 표적을 포착해야 했다. 때로는 그 표적이 언제 어디에 나타날지 알려주었고, 때로는 그것이 언제 나타날지만 일러주거나 아무것도 일러주지 않았다. 그 후 8주간, 피험자들 중 절반은 하루 20분씩 마음챙김의 주의 집중 수련에 참여했다. 그 후 재검사 때, 이 피험자들은 언제 어디서 표적이 나타날지를 알려준 실험에서 5퍼센트 더 빠른 반응 속도를 보였다. 이는 그들이 수련 비참가자들에 비해 미리 알려준 위치에 주의를 더 잘 집중할 수 있다는 뜻이었다. 이러한 결과는 마음챙김 수련과 의지로 공간 주의력을 집중시키는 능력을 연관지은 것이 올바른 노선이었음을 알려주는 첫 번째 실마리였다.

그 후 우리는 이전에 마음챙김 수련을 한 경험이 있는 피험자 17명을 모집해 한 달간 집중적 마음챙김 칩거 수련에 참여시킴으로써 개방감시 접근법의 효과를 별도로 검증했다. 수련에는 주의 집중 수련과 더불어 수용적인 개방감시 수련도 포함되었다. 그 달 말, 참가자들은 아무런 실마리가 없을 때조차 표적을 탐지하는 능력이 개선되었다. 그들은 집중 훈련만 받았거나 아무 훈련도 받지 않은 다른 집단들에 비해 7퍼센트 더 빠른 반응을 보여, 개방감시 수련이 상향식 주의를* 조정해 사람들이 주변에서 일어나는 일들을 더 명료하게 인지하게 만든다는 것을 짐작케 했다.

*bottom-up attention. 주위의 자극에 의해 시선주의가 이끌리는 것. 반대로 하향식 주의는 지각자 본인에 의해 유도되는 것이다.

이 연구 이후 진행된 다양한 연구팀들의 실험 결과, 이런 두 유형의 마음챙김 수련이 비슷한 주의력 향상 효과를 거둔다는 것을 알게 되었다.

마음챙김 수련은 시각 자극만이 아니라 촉각 자극에 주의 집중하는 능력에도 영향을 미칠 수 있다. 2011년, 심리학자 캐서린 커(Catherine Kerr)와 하버드대학교의 동료 연구진은 8명의 피험자를 8주짜리 MBSR 코스에 등록시키고 매일 45분간 수련을 하게 했다. 그 후 연구자들은 '손' 또는 '발'처럼 신체 부위를 뜻하는 단어를 컴퓨터 화면에 깜빡이고, 그때마다 피험자들의 해당 부위를 가볍게, 간신히 느낄 수 있을 정도로만 두드렸다. 참가자들이 그 단어들을 보고 손이나 발의 두드림을 느끼는 동안, 커와 동료들은 다양한 신체 부위의 감각들을 등록하는 뇌 영역인 체감각피질의 손을 표상하는 뉴런들로부터, 두피에서 지속적인 7~10헤르츠의 자기 신호를 측정했다. 연구자들은 그 수련에 참가한 피험자들에게서 '발'에 비해 '손'이라는 단어를 본 후에 뇌의 손 영역에서 더 강력한 신호가 나타나는 것을 확인했다. 이는 뉴런이 발화할 준비를 더 갖췄음을 의미한다. 뉴런의 발화는 뇌가 주의를 기울인다는 신호다. 이러한 현상은 비수련자들에게서는 나타나지 않았다. 손을 두드리기 전에 예상되는 이러한 활동은, MBSR이 손이나 다른 신체 부위에 대한 선명한 표상을 나타내는 능력을 향상시킨다는, 즉 신체 자각을 예민하게 만든다는 것을 보여준다.

이런 결과들은 MBSR이 만성 통증의 심리적 영향을 어떻게 완화하는지를 설명하는 데 유용해 보인다. 고통을 겪고 있는 특정 신체 부위에 자신의 의지로 주의를 집중할 수 있다면, 그런 부분에서 일어나는 감각의 미묘한 변화를 알아차릴 수 있을 것이다. 단일한 '것'으로 여겼던 고통이 지속적으로 변화하는 감각들로 해체될 수도 있다. 그 결과, 통증으로 인한 스트레스가 줄어들 것이다.

그처럼 주의력에 관여하는 기제들은 심리적·사회적 스트레스 요인들에도 작용할 가능성이 있다. 이런 경우, 현재의 순간에 초점 맞추기와 예컨대 슬픔이나 외로움에 대한 모니터링은 감지할 수 있는 이런 유형의 통증을 최소화하는 데 도움을 줄 수 있을 것이다.

최근 나는 동료들과 함께 초점을 선명하게 하고 기분을 호전시키는 마음챙김 수련의 효과를 밝혀왔다. 2010년에 발표한 한 연구에서 우리는 미국 해군 51명을 시험했는데, 그들 중 34명은 조지타운대학교 안보학과 교수인 엘리자베스 A. 스탠리(Elizabeth A. Stanley)가 개발한, 주의 집중과 관련된 마음챙김 수련에 참여했다. 우리는 해군들에게 간단한 산수 문제를 내주고, 그것을 풀기 전후에 컴퓨터 화면에 나타난 글자들을 기억하도록 시켰다. 이 과제는 그들의 작동기억, 즉 선택된 정보를 몇 초간 기억하고 조작할 수 있는지를 평가하기 위한 것이다. 머릿속의 칠판과 비슷한 작동기억은 주의와 함께 작용한다. 즉 칠판에 정보를 적음으로써 주의가 분산되는 것을 막는 것이다.

작동기억력이 좋은 사람들은(더 큰 칠판이라고 생각해보자) 기분을 더 잘 조절하고, 마음이 방황하지 않도록 더 잘 막아낸다. 불행히도 작동기억력은 해군들이 해군 배치를 준비할 때처럼, 스트레스를 받으면 떨어진다. 실제로 마음챙김 수련을 받지 않은 해군들은 연구가 시작된 8주 전에 비해 연구 끝무렵에 작동기억력이 더 떨어지고, 마음이 더 분산되었으며, 기분이 더 나빠졌다. 그러나 매일 12분 이상 마음챙김 수련에 참여한 군인들은 8주간 작동기억력, 초점, 그리고 기분을 안정적으로 유지했다. 연습을 많이 할수록 더 잘 해냈는데, 가장 연습을 많이 한 사람은 연구 끝무렵에 기억력과 기분의 향상을 보여주었다. 이런 결과는 주의 통제를 잘하는 것이 기분을 조절하는 가장 효과적인 방식이라는 다른 발견과 맞아떨어진다.

몇몇 연구팀은 이런 수행 능력의 향상이 뇌 구조와 기능의 변화에 상호 대응한다는 사실을 발견했다. 뇌에서 전두엽과 두정피질(뇌의 앞과 위 표면)의 특정 부분을 포함한 영역들의 연결망은 수의운동이나* 하향식 선택적 주의를 뒷받침한다. 한편 전두엽피질과 두정피질의 다른

*의지에 따른 근육의 움직임.

부분들은 섬엽과 함께 상향식 방식으로 일어나는 일들을 감시하는 연결망을 형성한다. 2012년, 신경과학자 아일린 루더스(Eileen Luders)와 캘리포니아대학교 로스앤젤레스캠퍼스의 동료들은 평균 20년간 마음챙김 수련을 받은 피험자들이 다른 조건들은 비슷했던 비수련자들에 비해 이 상향식 연결망 일부(특히 섬엽)의 주름이 더 복잡하고 더 빽빽했다고 보고했다. 어떤 영역의 주름이 더 많다는 것은 거기 있는 뉴런들 간에 더 효율적인 소통이 이루어진다는 뜻일 가능성이 매우 높으며, 이는 더 나은 하향식 주의력을 뒷받침한다.

의식 함양하기

마음챙김 수련이 주의에만 작용하지 않는다는 사실은 거의 분명하다. 마음챙김 기술은 다른 많은 뇌 연결망과 처리 과정을 변화시키고 강화할 가능성이 매우 높다. 예컨대 몇몇 연구에 따르면, 그런 수련은 마음을 자신을 보는 서술적 모드에서 좀 더 경험적 시각으로 변화시킨다. 서술적 모드에서는 이야기의 중심 캐릭터가 나 자신이고, 경험적 시각에서는 내가 나의 사고·느낌·감각의 시간에 따른 전개를 관찰한다. 다른 연구들에 따르면 감정적 변화나 스트레스로 인한 생리적 증상의 진정은 심리적 개선을 가져다줄 수도 있다. 주의의 개선이 이런 기제들과 관련되는지는 아직 명확하지 않다.

기제가 뭐든, 마음챙김을 위한 노력은 인간의 고통을 상당히 완화시킬 수 있다. 마음챙김 수련을 매일 한다면 육체적 운동을 할 때와 비슷한 효과를 얻을 수 있다. 그런 운동들은 헤매는 마음, 부정적 기분과 스트레스의 해독제로, 실제로 모든 사람들이 더 행복하고 건강하며 충만한 삶을 살게 도와줄 수 있다. 예컨대 성적이나 실력을 크게 높이고 싶은 학생이나 운동선수들, 그리고 다른 사람들을 보살피는 데 더 주의를 기울이고 싶은 부모나 교사, 또는 보호자들은 모두 마음챙김 수련이 유용하다고 느끼게 될 것이다. 그러나 그런 수련이 가장 필요한 이들은 군인, 외과의, 그리고 항공교통 관제사들이라고 할 수 있다. 주의를 통제하고 감시하는 그들의 능력은 생사를 가르는 문제가 될 수 있기 때문이다.

주의를 통제하는 법을 배우면 행복과 건강에 대한 통제력을 손에 넣을 수 있다. 어쩌면 지금이야말로 우리 모두가 순간순간의 경험과 의식의 내용물에 대한 자각을 더 높일 수 있는 방법을 생각해야 할 시간인지도 모른다.

주의 포착하기

현재 순간에 비판단적으로 초점을 맞추는 마음챙김이 건강과 행복에 유용한 것으로 입증되었다. 매일 마음챙김 수련에 참여하면 일상생활에서 이 정신적 모드에 좀 더 자주 들어가는 데 도움이 될 것이다. 다음의 10~15분짜리 마음챙김 수련은 두 가지 유형의 주의를 훈련하도록 고안한 것이다. 주의를 좁히는 주의 집중 수련, 그리고 감각과 주변에 대한 폭넓은 자각인 개방감시 수련이다.

해야 할 일은 다음과 같다.
- 허리를 꼿꼿이 펴고 안정적인 자세로 앉아 손을 허벅지에 올리거나 한데 모은다.
- 눈은 편한 쪽으로 내리깔거나 감는다.
- 호흡에 주의를 기울이면서, 전신으로 향하는 호흡의 움직임을 따라간다.
- 공기가 코나 입으로 들어오고 나갈 때 배 부근의 감각에 주목한다. 숨을 쉬는 것은 당신이 하루 종일(평생) 해온 행위다. 그리고 이 순간, 당신은 그저 호흡을 알아차림한다.
- 호흡에 영향을 받는 신체 한 부위를 선택해 거기에 주의를 집중한다. 숨 자체가 아니라 집중을 통제한다.
- 마음이 헤매는 것을 깨달으면(헤맬 것이다) 주의를 도로 호흡으로 돌려놓는다.
- 5~10분 후, 주의 집중에서 감시로 넘어간다. 마음을 광활한 하늘로 생각하고, 생각과 느낌과 감각을 흘러가는 구름으로 생각한다.
- 호흡에 따른 전신의 움직임을 느껴본다. 순간순간 떠오르는 것들을 알아차림하면서 감각을 수용한다. 경험의 변화하는 성질에 주의를 기울인다. 소리, 향, 지나가는 바람의 어루만짐…… 생각.
- 5분쯤 더 있다가 시선을 들어올리거나 눈을 뜬다.

– 스콧 로저스(Scott Rogers), 마이애미대학교 마음챙김 연구 및 수련이니셔티브, 프로그램 및 수련 감독

1 The Nature of Consciousness

1.1 Christof Koch, "How Unconscious Mechanisms Affect Thought", *Scientific American Mind* 19(5), 18-19 (October/November 2008).

1.2 Christof Koch, "Exploring the 'Mind' of Bees", *Scientific American Mind* 19(6), 18-19 (December 2008/January 2009).

1.3 Gerhard Roth, "The Quest to Find Consciousness", *Scientific American Mind* 14(1), 32-39 (January/February 2004).

1.4 Uwe Herwig, "Me, Myself and I", *Scientific American Mind* 21(3), 58-63 (July/August 2010).

1.5 Christof Koch, "The Movie in Your Head", *Scientific American Mind* 16(3), 58-63 (October/November 2005).

2 Theories: From Brain to "Mind"

2.1 Antonio R. Damasio, "How the Brain Creates the Mind", *Scientific American* 281(6), 112-117 (December 1999).

2.2 David J. Chalmers, "Solving the 'Hard Problem'", *Scientific American* 286(4), 90-99 (April 2002).

2.3 Christof Koch and Susan Greenfield, "Debate: How Does Consciousness Happen?", *Scientific American* 297(4), 76-83 (October 2007).

2.4 Christof Koch, "A 'Complex' Theory", *Scientific American Mind* 20(4), 16-19 (July/August 2009).

3 Measuring Consciousness

3.1 Christof Koch, "A Consciousness Meter", *Scientific American Mind* 24(1), 24–25 (March/April 2013).

3.2 Steven Laureys, "Eyes Open, Brain Shut", *Scientific American* 296(5), 84–89 (May 2007).

3.3 Daniel Bor, "The Mechanics of Mind Reading", *Scientific American Mind* 21(3), 52–57 (July/August 2010).

4 Altered States of Reality

4.1 Stephen Dougherty, "What Doctors Don't Understand About Anesthesia", Scientific American online, February 28, 2012.

4.2 Scott O. Lilienfeld and Hal Arkowitz, "Is Hypnosis a Distinct Form of Consciousness?", *Scientific American Mind* 19(6), 80–81 (December 2008/January 2009).

4.3 Ursula Voss , "Unlocking the Lucid Dream", *Scientific American Mind* 22, 33–35 (November/December 2011).

4.4 Francesca Siclari, Giulio Tononi and Claudio Bassetti, "Death by Sleepwalker", *Scientific American Mind* 23(3), 38–41 (July/August 2012).

4.5 Jesse Bering, "The End", *Scientific American Mind* 19(5), 34–41 (October/November 2008).

5 Psychoactive Drugs and Healing

5.1 David Biello, "Psychedelic Chemist Explores Inner Space, One Drug at a Time", Scientific American online, March 20, 2008.

5.2 Christof Koch, "This is Your Brain on Drugs", *Scientific American Mind* 23(2), 18-19 (May/June 2012).

5.3 Gary Stix, "LSD Returns—For Psychotherapeutics", *Scientific American* 301(4), 18-20 (October 2009).

5.4 Roland R. Griffiths and Charles S. Grob, "Hallucinogens as Medicine", *Scientific American* 303(6), 76-79 (December 2010).

6 The Enigma of Spirituality

6.1 Nadia Webb, "The Neurobiology of Bliss", Scientific American online, July 12, 2011.

6.2 Jennifer Ouellette, "Titanic and the Science of Near-Death Experiences", Scientific American online, April 6, 2012.

6.3 David Biello, "Searching for God in the Brain", *Scientific American Mind* 18(5), 38-45 (October/November 2007).

6.4 Amishi P. Jha, "Being in the Now", *Scientific American Mind* 24(1), 26-33 (March/April 2013).

저자 소개

게리 스틱스 Gary Stix, 《사이언티픽 아메리칸》 기자

게르하르트 로트 Gerhard Roth, 브레멘대학교 교수

나디아 웹 Nadia Webb, 정신과 의사

대니얼 보 Daniel Bor, 과학 저술가

데이비드 J. 챌머즈 David J. Chalmers, 오스트레일리아국립대학교 교수

데이비드 비엘로 David Biello, 《사이언티픽 아메리칸》 기자

롤랜드 R. 그리피스 Roland R. Griffiths, 존스홉킨스대학교 교수

수전 그린필드 Susan Greenfield, 옥스퍼드대학교 교수

스콧 O. 릴리언펠트 Scott O. Lilienfeld, 에모리대학교 교수

스티븐 도허티 Stephen Dougherty, 과학 저술가

스티븐 로리스 Steven Laureys, 리에주대학교 교수

아미시 P. 자 Amishi P. Jha, 마이애미대학교 교수

안토니오 R. 다마지오 Antonio R. Damasio, 서던캘리포니아대학교 교수

어슐러 보스 Ursula Voss, 프랑크푸르트대학교 교수

우베 헤르빅 Uwe Herwig, 취리히대학교 교수

제니퍼 우엘렛 Jennifer Ouellette, 과학 저술가

제시 베링 Jesse Bering, 오타고대학교 교수

줄리오 토노니 Giulio Tononi, 위스콘신대학교 교수

찰스 S. 그로브 Charles S. Grob, UCLA 교수

크리스토프 코치 Christof Koch, 앨런 뇌과학연구소 소장

클라우디오 바세티 Claudio Bassetti, 베른대학교 교수

프란체스카 시클라리 Francesca Siclari, 위스콘신대학교 교수

할 아르코위츠 Hal Arkowitz, 펜실베이니아대학교 교수

옮긴이_김지선

서울에서 태어나 서강대학교 영문학과를 졸업하고 출판사 편집자로 근무했다. 현재 번역가로 활동하고 있다. 옮긴 책으로 《세계를 바꾼 17가지 방정식》, 《수학의 파노라마》, 《흐름 : 불규칙한 조화가 이루는 변화》, 《희망의 자연》 등이 있다.

저자 소개

한림SA **15**

뇌는 어떻게 마음을 창조하는가?

의식의 비밀

2017년 7월 25일 1판 1쇄

엮은이   사이언티픽 아메리칸 편집부
옮긴이   김지선
펴낸이   임상백
기획   류형식
편집   이경옥
독자감동 이호철, 김보경, 김수진, 한솔미
경영지원 남재연

ISBN 978-89-7094-884-3 (03510)
ISBN 978-89-7094-894-2 (세트)

펴낸곳   한림출판사
주소   (03190) 서울시 종로구 종로12길 15
등록   1963년 1월 18일 제 300-1963-1호
전화   02-735-7551~4
전송   02-730-5149
전자우편 info@hollym.co.kr
홈페이지 www.hollym.co.kr
페이스북 www.facebook.com/hollymbook

표지 제목은 아모레퍼시픽의 아리따글꼴을 사용하여 디자인되었습니다.